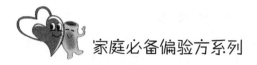

家庭必备偏验方系列

疼痛偏验方

主编 袁 娜

中国医药科技出版社

内 容 提 要

本书收载了大量治疗各种疼痛的有效内服偏验方和外用偏验方。其内容丰富，选材方便，用法详细，功效突出。可供基层临床医生、疼痛患者参考。

图书在版编目（CIP）数据

疼痛偏验方 / 袁娜主编 . — 北京：中国医药科技出版社，2017.5
（家庭必备偏验方系列）
ISBN 978-7-5067-8901-1

Ⅰ．①疼… Ⅱ．①袁… Ⅲ．①疼痛－土方－汇编 ②疼痛－验方－汇编 Ⅳ．① R289.5

中国版本图书馆 CIP 数据核字（2016）第 306486 号

美术编辑 陈君杞
版式设计 也 在

出版 中国医药科技出版社
地址 北京市海淀区文慧园北路甲 22 号
邮编 100082
电话 发行：010 - 62227427 邮购：010 - 62236938
网址 www.cmstp.com
规格 880 × 1230mm $\frac{1}{32}$
印张 5 $\frac{3}{4}$
字数 124 千字
版次 2017 年 5 月第 1 版
印次 2017 年 5 月第 1 次印刷
印刷 北京九天众诚印刷有限公司
经销 全国各地新华书店
书号 ISBN 978-7-5067-8901-1
定价 25.00 元

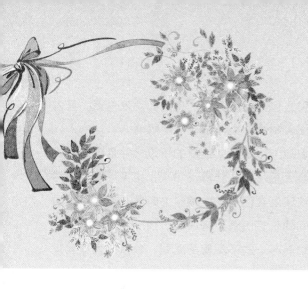

前　言

　　古人有"千方易得，一效难求"的说法。《内经》有"言病不可治者，未得其术也"。"有是病，必有是药（方）"。对于一些家庭常见疾病，一旦选对了方、用对了药，往往峰回路转，出现奇迹。

　　本丛书包括：呼吸疾病、消化疾病、糖尿病、高血压、心血管疾病、高脂血症、痛风、肝病、肾病、肿瘤、风湿性疾病、男科疾病、妇科疾病、儿科疾病、美容养生、失眠、疼痛、五官科疾病，共计 18 分册。每册精选古今文献中偏验方几百首，既有中药内服偏验方，又有中药外用偏验方和食疗偏方。每首偏验方适应证明确，针对性强，疗效确切，是家庭求医问药的必备参考书。

　　本套丛书引用、收集了民间流传、医家常用以及一些报刊、书籍所载的偏验方，并以中医药理论为依据，以辨证施治为原则，依托中医证型，进行分门别类，去粗存精，避免了众方杂汇、莫衷一是的弊端，使之更加贴近临床，贴近患者，贴近生活，以期达到读之能懂、学以致用、用之有效的目的。

　　本书收载了大量治疗疼痛的有效中药内服偏验方、食疗偏方和中药外用偏验方，每方包括组成、制法用法和功效主治。其内容丰富，用料采集方便，制作介绍详细，用法明确。

需要提醒的是，偏验方只是辅助治疗的手段，并且因患者病情分型不同，治疗也会大相径庭，若辨证错误，结果可能会适得其反。所以，强烈建议读者在使用书中偏验方时务必在医生指导下使用，并且使用时间的长短由医生来决定。由于我们的水平和掌握的资料有限，书中尚存一些不尽善美之处，敬请广大读者批评指正。

编者

2016 年 10 月

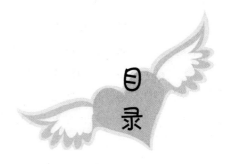

第一章　头痛　／　1

第二章　胃痛　/　31

二、外用偏验方　／　58

小贴士　胃痛日常生活的预防　／　60

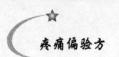

第三章 腹痛 / 61

第四章　坐骨神经痛 / 82

第七章　牙痛　/　99

第九章 腿痛 ／ 138

第十章 肩痛 ／ 145

第十一章　足跟痛　/　148

第十二章　胁痛　/　153

第一章 头痛

　　头痛是一种常见的自觉症状，可单独出现，也可发生于各种急慢性疾病的过程之中。头部疼痛，包括头的前、后、偏侧部疼痛和整个头部疼痛。

　　中医在临床上将本病分为外感与内伤两大类。头为"诸阳之会"，"清阳之府"，又为"髓海"所在。凡五脏精华之血，六腑清阳之气，皆上注于头，故六淫之邪外袭，上犯颠顶，邪气稽留，阻抑清阳，或内伤诸疾，导致气血逆乱，瘀阻经络，脑失所养，均可发生头痛。

1. 外感头痛

　　（1）风寒头痛　头痛时作，痛连项背，遇风尤剧，恶风畏寒，口不渴。舌苔薄白，脉浮。

　　（2）风热头痛　头痛而胀，甚则头痛如裂，发热或恶风，面红目赤，口渴欲饮，大便秘，小便黄。舌红苔黄，脉浮数。

　　（3）风湿头痛　头痛如裹，肢体困重，纳呆胸闷，小便不利，大便溏。苔白腻，脉濡。

2. 内伤头痛

　　（1）肝阳头痛　头痛而眩，心烦易怒，夜眠不宁，或兼胁痛，面红口苦。舌苔薄黄，脉弦有力。

（2）肾虚头痛　头痛且空，每兼眩晕，腰痛酸软，神疲乏力，遗精带下，耳鸣少寐。舌红少苔，脉细。

（3）血虚头痛　头痛而晕，心悸不宁，神疲乏力，面色㿠白。舌质淡，苔薄白，脉细弱。

（4）痰浊头痛　头痛昏蒙，胸脘满闷，呕恶痰涎。苔白腻，脉滑或弦滑。

（5）瘀血头痛　头痛经久不愈，痛处固定不移，痛如锥刺，或有头部外伤史。舌质紫，苔薄白，脉细或细涩。

一、内服偏验方

天麻方

【组成】天麻粉 3g，鸭蛋 1 个。

【制法用法】将鸭蛋打入碗中，加适量的米酒，放入天麻粉隔水炖，蛋熟即可。每日 2 次。

【功效主治】消风化痰、清利头目。适用于头痛、头晕。

白芍方

【组成】生白芍 20g，钩藤、川芎各 30g，细辛 3g，生石决明（先煎）50g。

【制法用法】水煎。每日 1 剂，2 次分服。重症可加服半剂，每 8 小时 1 次。

【功效主治】养血敛阴、柔肝止痛、平肝阳。适用于血管性头痛。

川芎方

【组成】川芎 6g，白芷 6g，生姜 500g，大鱼头 1 个。

【制法用法】共放碗内，隔水煲熟。饮汤食鱼头。

【功效主治】活血行气、祛风止痛。适用于风寒头痛。

白菊方

【组成】杭白菊6g，白糖30g。

【制法用法】共置茶杯内开水冲泡。当茶饮用。

【功效主治】养肝明目、清心补肾、健脾和胃、润肺生津。适用于风热头痛。

白萝卜海带方

【组成】白萝卜300g，海带100g。

【制法用法】将海带洗净，用温水浸泡5小时以上，连用浸泡的水一起装入砂锅内，先武火煮沸，再文火煨炖，将萝卜切片，待海带煮沸后下入砂锅同煮，直至烂熟。空腹将海带萝卜汤一齐服下，可当菜吃。

【功效主治】清热解毒、顺气利便。适用于头痛。

丝瓜根方

【组成】新鲜丝瓜根90g，鸭蛋2个。

【制法用法】加水适量煎煮，待蛋熟。食蛋饮汤。

【功效主治】活血通络、清热解毒。适用于偏头痛。

茶叶柳枝方

【组成】茶叶5g，柳枝20g。

【制法用法】水煎服。每日1~2次。

【功效主治】祛风、利尿、止痛、消肿。适用于头痛。

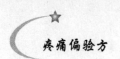

红茶荷叶方

【组成】红茶 10g，荷叶 20g，刀豆根 30g，甘草 3g。

【制法用法】水煎服。每日数次。

【功效主治】清热解毒、提神消疲。适用于头痛。

茶叶红枣方

【组成】茶叶 3g，红枣 5 枚。

【制法用法】水煎服。每日 2~3 次。

【功效主治】补脾胃、益气血、安心神、调营卫。适用于头痛。

菊花细茶川芎方

【组成】菊花 6g，细茶 3g，川芎 4.5g。

【制法用法】加水 70ml 煎服。每日数次。

【功效主治】疏风清热、平肝明目、清热解毒。适用于头痛。

白芷细辛茶方

【组成】细茶（水 1000ml 煎至 250ml 去渣）30g，白芷、细辛、牙皂、紫苏、薄荷（后下）各 9g。

【制法用法】水煎。代茶饮。

【功效主治】祛风除湿、通窍止痛、生津止渴、清热解毒。适用于头痛。

枸骨叶茶方

【组成】茶叶 500g，枸骨叶 500g。

【制法用法】上药共研细末，加入适量面粉作黏合剂，用模型压成块状或饼状，烘干即成。每次取用 4~6g，沸水冲泡饮，每天 2~3 次。

【功效主治】清热滋阴、祛风止痛。适用于头痛、齿痛、中耳炎以及结膜炎等。

茶叶蔓荆子大枣方

【组成】茶叶 2g，蔓荆子 10g，大枣 10 枚。

【制法用法】水煎服。每日 2~3 次。

【功效主治】祛风止痛、清利头目。适用于头痛。消化性溃疡者、经常失眠者不宜服。

红茶刀豆根方

【组成】红茶 5g，刀豆根 50g。

【制法用法】水煎服。每日 2~3 次。

【功效主治】祛风、活血、通络、止痛。适用于头风、头痛。

川芎乌药方

【组成】川芎、乌药、厚朴、枳壳各 10g，陈皮、山楂各 6g。

【制法用法】共为细末。每取 10g，加生姜 3 片煎服。

【功效主治】行气开郁、祛风燥湿、活血化瘀。适用于头风、头痛。

陈茶叶蔓荆子方

【组成】陈茶叶、蔓荆子各 6g，荆芥 10g，防风 10g，防己 6g。

【制法用法】水煎服。每日服 1~2 次。

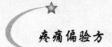

【功效主治】祛风散寒、清利头目。适用于头风、头痛。

六安天台茶方

【组成】六安茶、天台茶各5g。

【制法用法】将茶泡取汤汁，先熏患处，待温饮之。每日服1~2次。

【功效主治】清热润燥、排毒抗菌。适用于头风痛。

芽茶土茯苓方

【组成】芽茶15g，土茯苓（忌铁）120g，金银花9g，蔓荆子、天麻、防风各3g，玄参2.4g，辛夷花、川芎各1.5g，黑豆49粒、灯心草20根。

【制法用法】取河水、井水各900ml，煎至600ml，服之。每日服1~2次。

【功效主治】祛风止痛、解毒利湿。适用于头风。

紫背浮萍茶方

【组成】茶叶10g，紫背浮萍25g。

【制法用法】水煎温服之。不拘时温饮，每日服1~2次。

【功效主治】祛风行水、清热解毒。适用于感冒头痛。

茶叶绿豆竹叶方

【组成】茶叶10g，绿豆1把，葱白3棵，生姜数片，竹叶1把，白菜疙瘩（去粗皮切）3~5个。

【制法用法】水煎温服之。不拘时温饮，每日服1~2次。

【功效主治】发汗解表、通达阳气。适用于感冒头痛。

茶叶生姜艾叶方

【组成】茶叶 15g，生姜 10g，艾叶 30g。

【制法用法】水煎服。每日 1 剂。

【功效主治】祛风解表、和胃温经、补益气血。适用于伤风头痛。

茶叶川芎红糖方

【组成】茶叶 6g，川芎 6g，红糖适量。

【制法用法】将川芎、茶叶（以红茶为佳）放入砂锅中，加清水一碗半煎至一碗，去渣取汁加入红糖，调匀即可饮用。每日 1 剂。不可空腹冷饮。

【功效主治】行气开郁、祛风止痛、活血化瘀。适用于风寒头痛。阴虚火旺所致的头痛、头晕、失眠及痰湿痞满者，不宜饮用。

茶葱姜艾方

【组成】茶、葱、姜、艾各等份。

【制法用法】水煎服，取微汗而愈。每日 1 剂。

【功效主治】理气血、逐寒湿、温经和胃。适用于风寒头痛。

六安茶生姜方

【组成】六安茶 1 撮，连皮生姜 1 块，连根葱头 7 棵，带皮核桃肉 3 个。

【制法用法】同捣一处，水煎热饮。每日 1 剂。如前头痛，可先熏后饮。

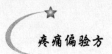

【功效主治】散寒解表、降逆止呕。适用于风寒头痛。

茶叶白芷方

【组成】茶叶 10g，白芷 6g，葱白茎 3 段。

【制法用法】水煎服。每日 1 剂。

【功效主治】祛风除湿、消肿止痛、通窍醒神。适用于外感风寒头痛。

霍山茶生姜方

【组成】霍山茶，生姜（大块，捣烂），莲须，葱白，红糖，胡桃（捣碎）。

【制法用法】上各取适量，用滚水冲一大碗，热服，微汗即愈，效佳。每日 1 剂。

【功效主治】发表通阳、解毒、疏风散寒。适用于风寒头痛。

细辛白术甘草方

【组成】茶叶 5g，川芎 9g，细辛 3g，白术、炙甘草各 6g，生姜 5 片。

【制法用法】加水 1000ml，煮至 500ml，去渣取汁。空腹饮用，每日 1 剂。

【功效主治】散寒止痛、健脾益气、行气开郁。适用于风寒头痛。

青茶菊花荆芥穗方

【组成】青茶 10g，菊花 15g，荆芥穗 10g。

【制法用法】以冷水 80ml 煎 2 次。每次煎取汁液 50ml，分 2

次温服。4 小时内服完；如不愈再服 1 剂。

【功效主治】疏风清热、解毒消肿。适用于风热头痛。

菊花茶方

【组成】茶叶 6g，菊花 10g。

【制法用法】用沸水冲泡饮服。每日 2~3 次。

【功效主治】疏风清热、解毒消肿。适用于风热头痛。

片芩川芎方

【组成】细芽茶 9g，片芩 60g，川芎 30g，白芷 15g，荆芥 12g，薄荷 5g。

【制法用法】研细末。每服 6~9g，茶水送服。

【功效主治】祛风散寒、行气活血、散瘀止痛。适用于风热头痛。

茶叶薄荷方

【组成】茶叶 5g，薄荷 2g。

【制法用法】沸水冲泡。不拘时频饮之。

【功效主治】散风热、清头目、利咽喉、透疹、解郁。适用于外感风热头痛。

春茶方

【组成】春茶叶末适量。

【制法用法】将茶末调成膏。每服 3g，每日 3 次。

【功效主治】利尿、明目、降火。适用于气虚头痛。

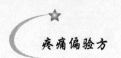

腊茶川芎方

【组成】腊茶 5g，川芎不拘量（研细末）。

【制法用法】将腊茶水煎取汁，候温送服川芎 6g。每日 2~3 次，一剂即愈。

【功效主治】行气开郁、祛风燥湿、活血止痛。适用于产后头痛，气虚头痛。

黄芪党参方

【组成】黄芪、党参各 10g，川芎 12g，白芷、羌活、防风、甘草各 6g，蔓荆子 10g，细辛、薄荷（后下）各 3g，蜈蚣 2 条，茶叶 1 撮（后下）。

【制法用法】水煎服。每日 1 剂。

【功效主治】补中益气、祛风解表、消肿止痛。适用于气虚头痛，症见头空痛且畏寒，劳则加剧，时作时止，气短乏力。

熟地当归白芍方

【组成】熟地、当归、白芍各 20g，川芎、蔓荆子、潼白蒺藜各 10g，防风、羌活、白芷、甘草各 6g、蜈蚣 2 条、薄荷（后下）3g，茶叶 1 撮（后下）。

【制法用法】水煎服。每日 1 剂。

【功效主治】补血滋润、益精填髓、消肿止痛。适用于血虚头痛，症见头痛眩晕，下午尤甚，心悸怔忡，唇面苍白。

绿茶川芎当归方

【组成】绿茶、川芎、当归各 5g。

【制法用法】水煎。代茶饮服。

【功效主治】活血行气、调经止痛。适用于血虚头痛。

路路通钩藤方

【组成】茶叶 12g，薄荷（后下）12g，路路通 20g，钩藤 20g。

【制法用法】水煎服。每日数次。

【功效主治】祛风除湿、疏肝活络、息风止痉。适用于肝阳上亢引起的头痛。

乌梅肉香附子方

【组成】茶叶 6g，川芎 12g，乌梅肉 20g，香附子 20g。

【制法用法】水煎，调蜂蜜冲服。每日数次。

【功效主治】理气解郁、调经止痛、敛肺止咳、涩肠止泻。适用于血瘀头痛。

茶叶川芎红花方

【组成】茶叶 3~6g，川芎 3~6g，红花 3g。

【制法用法】水煎取汁。代茶饮。

【功效主治】活血化瘀、祛风止痛。适用于血瘀头痛。

茶叶陈皮方

【组成】茶叶少许，陈皮 10g。

【制法用法】将陈皮洗净，加水适量，煎取沸滚汤液，趁热沏茶，饮之。每日 2 次。

【功效主治】行气宽胸、健脾化痰止痛。适用于痰浊头痛。

茶叶荷蒂生姜方

【组成】茶叶（越陈越好）1撮，鲜荷蒂5~7枚，鲜生姜（薄切）3~5片，白酒1小杯。

【制法用法】将茶叶、荷蒂、生姜加水适量分3次浓煎，再将煎汁混合，过滤后调酒和匀，早晚温服。盖被取汗而效。每日1剂。

【功效主治】散寒解表、降逆止呕、化痰止咳。适用于湿热内阻或痰浊上扰蒙于清窍以至头痛如裹。

半夏茯苓白术方

【组成】半夏、茯苓、白术各15g，泽泻20g，陈皮、竹茹、川芎各10g，防风、羌活、白芷、蔓荆子、僵蚕各6g，蜈蚣2条，薄荷（后下）3g，茶叶1撮（后下）。

【制法用法】水煎服。每日1剂。

【功效主治】健脾渗湿、降逆止呕、消痞散结。适用于痰厥头痛，症见头痛昏蒙，呕吐痰涎，胸脘胀满闷。

茶叶瓜蒂方

【组成】茶叶、瓜蒂各等份。

【制法用法】共研极细粉末吹鼻。每次0.5~1g，每日3次，即效。

【功效主治】吐风痰宿食、泻水湿停饮。适用于痰厥头痛。

大附子茶汁方

【组成】大附子1枚，茶汁、葱汁各适量。

【制法用法】将附子去皮研末，以葱汁面糊丸绿豆大。每10

丸，清茶下，附子有毒，服宜慎之。

【功效主治】温补肾阳、祛寒止痛。适用于阳虚头痛。

熟地首乌方

【组成】熟地、制首乌、潼蒺藜、川芎各 15g，羌活 12g，蔓荆子、防风各 10g，白芷、白附子、白僵蚕各 6g，蜈蚣 2 条，薄荷（后下）3g，茶叶 1 撮（后下）。

【制法用法】水煎服。每日 1 剂。

【功效主治】补血滋润、益精填髓、祛风止痛、消痛。适用于肾虚头痛，症见头痛且空，眩晕耳鸣，腰酸膝软，神疲失眠，遗精带下。

龙井茶薄荷方

【组成】龙井茶适量，薄荷 5g，杨梅 3 颗。

【制法用法】以文火煎煮少顷。代茶服饮。

【功效主治】平肝潜阳、止痛。适用于肝阳头痛。

绿茶菊花槐花方

【组成】绿茶、菊花、槐花各 3g。

【制法用法】沸水泡 5 分钟。代茶频饮。

【功效主治】清热平肝、止痛。适用于肝阳上亢导致的头痛。

普洱菊花罗汉果茶方

【组成】普洱茶、菊花、罗汉果各 6g。

【制法用法】将上药共研成细末，用纱布袋或滤泡纸袋分装，每袋 20g。每次 1 袋，沸水泡饮。

【功效主治】平肝降压、消脂减肥。适用于肝阳上亢之头痛。

绿茶菊花草决明方

【组成】绿茶 3g，菊花、草决明各 10g。

【制法用法】将上药沸水冲泡盖 10 分钟，代茶频频服饮。每日 1 剂。

【功效主治】清肝泻火、润肠通便、降压明目。适用于肝火上炎之头痛。

生芪党参首乌方

【组成】生芪、党参、首乌、川芎各 15g，熟地、潼蒺藜各 20g，蔓荆子 10g，防风、细辛、羌活、白芷各 6g，蜈蚣 2 条，薄荷（后下）3g，茶叶 1 撮（后下）。

【制法用法】水煎服。每日 1 剂。

【功效主治】补气固表、托毒排脓、补益肝肾、行气活血、祛风止痛。适用于气阴两虚（中气不足、肾阴亏虚）之头痛。

细茶川芎香附子方

【组成】细茶、川芎、香附子各 3g，佛手 5g。

【制法用法】用水 500ml 煎至 400ml，临睡时服。每日 1 剂。

【功效主治】行气止痛、和胃化痰、理气解郁。适用于肝气郁滞引起的慢性头痛。

红茶番红花方

【组成】袋泡红茶 1 包，番红花 0.5g，柠檬汁少许。

【制法用法】沸水冲泡，热饮之。每日 1 剂。四季均可服饮。

【功效主治】活血通经、祛瘀止痛。适用于头痛轻证。

龙井菊花茶方

【组成】龙井茶 3g，菊花 10g。

【制法用法】沸水浸泡 10~15 分钟。每日服 1 次。

【功效主治】疏风清热、平肝明目、解毒消肿。适用于早期高血压，肝火头痛，眼结膜炎。

白菊花玫瑰花茶方

【组成】好茶叶 3g，白菊花 10g，玫瑰花 7 朵。

【制法用法】沸水冲泡，待凉饮之。每日服 1 次。

【功效主治】疏风清热、解毒消肿。适用于高血压所致的头痛眩晕。

绿茶草决明方

【组成】绿茶 6g，草决明 20g。

【制法用法】沸水冲泡，待凉饮之。每日服 1 次。

【功效主治】清解明目、解毒利湿。适用于高血压头痛。

茶叶鸭蛋方

【组成】茶叶 15g，青皮鸭蛋 2 个。

【制法用法】加水煮至蛋熟。去壳吃蛋、饮茶。每日 1 次，连服 3~5 次。

【功效主治】去火降压。适用于顽固性头痛。

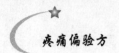

茶叶川芎白芷方

【组成】茶叶 6~10g，川芎 3g，白芷 3g。

【制法用法】研细末。水 1 盅煎至半盅，食前热服。每日 1 次，连服 3~5 次。

【功效主治】行气开郁、祛风燥湿、活血止痛。适用于顽固性头痛。

茶叶白果方

【组成】茶叶 2g，白果（带壳）15g。

【制法用法】水煎服。每日 2 次。

【功效主治】敛肺定喘、止带缩尿。适用于神经性头痛。

天麻川芎茶方

【组成】雨前茶 3g，明天麻 3g、川芎 10g。

【制法用法】用酒 200ml 煎至 100ml，取渣再用酒 200ml 煎至 100ml，睡前服其液。每日 1 次，连服 3~5 次。

【功效主治】息风止痉、平肝阳、祛风止痛。适用于血虚头痛，肝风内动之头痛眩晕。

白芷远志方

【组成】白芷 15g，远志 15g，香附 0.6g，甘草粉 0.6g，菖蒲 0.6g，藕 2g。

【制法用法】研末，泡开水饮。每日 1 剂。连服 10 天见效。

【功效主治】祛风除湿、安神益智。适用于精神性头痛。

向日葵盘心茶方

【组成】陈茶叶 10g，向日葵盘心（刮去粗皮，阴干即可）30g，炙远志 6g，制南星 6g，陈皮 12g。

【制法用法】水煎服。每日 1 剂，连服 7~10 天。

【功效主治】理气健脾、调中、燥湿、化痰。适用于紧张性头痛。

茶叶天麻方

【组成】茶叶、天麻各 10g，葛根、白芍各 60g，甘草 12g，川芎、白芷各 15g，细辛 6g，大力子 20g。

【制法用法】水煎服。每日 1 剂，连服 7~10 天。

【功效主治】平肝息风、发表透疹、生津、升阳。适用于紧张性头痛。

地肤子茶方

【组成】茶叶 0.5g，地肤子 30g，红花、赤芍、芥穗各 10g，僵蚕 6g，红糖 30g。

【制法用法】5 味中药先煎 20 分钟，加入茶叶再煎 10 分钟，去渣，再将红糖加入。早晚各服 1/2 剂。服药第 1 天晚上微出汗，以头面部见汗为宜。切忌大汗，并忌食腥冷之物。

【功效主治】活血通经、祛瘀止痛。适用于外伤性头痛。

茶叶大黄黄酒方

【组成】茶叶、大黄、黄酒各适量。

【制法用法】将大黄用黄酒炒 3 次，研细末，干后取瓷罐封贮备用。每次取大黄末 3~5g，另用茶叶 3g，以沸水冲泡，候温

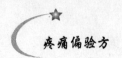

送服。每日服 1~2 次。

【功效主治】泻热毒、破积滞、行瘀血。适用于热厥头痛。

桑叶黄瓜叶茶方

【组成】茶叶 6g，桑叶 30g，黄瓜叶 60g。

【制法用法】水煎服。每日 1~2 次。

【功效主治】疏散风热、清肺润燥、平肝明目。适用于偏头痛。

茶叶川芎方

【组成】茶叶、川芎各 9g。

【制法用法】水煎服。每日 1 次。

【功效主治】行气开郁、祛风燥湿、活血止痛。适用于顽固性偏头痛。

川芎细辛茶方

【组成】茶叶 1 撮，制川芎 6g、细辛 3g。

【制法用法】水煎服。每日 1~2 次。

【功效主治】散寒祛风、行水、开窍。适用于偏头痛。

川芎茶方

【组成】茶叶、川芎各 5g，白果 5 个，葱头 3 个。

【制法用法】水煎服。每日 1 次。

【功效主治】祛风止痛、敛肺定喘。适用于偏头痛。

青茶方

【组成】青茶 5g，赤芍、红花各 10g，地肤子、红糖、生蜜各 15g。

【制法用法】先将赤芍、红花、地肤子加适量水，文火煎2次，取药液300ml，冲泡茶、糖和蜜，盖泡20分钟。每日服2次，每次150ml。

【功效主治】活血通经、祛瘀止痛。适用于偏头痛。

蔓荆子茶方

【组成】绿茶4g，蔓荆子（打碎）、菊花、薄荷各3g。

【制法用法】沸水冲泡，代茶饮。每日1剂。

【功效主治】疏散风热、清利头目。适用于偏头痛。

川芎荆子方

【组成】川芎、荆子、土茯苓、银花、菊花、玄参、乌梅、荆芥各等份，黑豆加倍。

【制法用法】水煎服。每日1次。

【功效主治】清热解毒、疏散风热、清利头目。适用于偏头痛。

香白芷方

【组成】香白芷（炒）45g，川芎（炒）、甘草（炒）各30g。

【制法用法】共为末。水煎服。每服3g，用细茶2g、薄荷（不得过量）2g煎汤送服。

【功效主治】祛风除湿、通窍止痛。适用于偏正头风。

白僵蚕茶方

【组成】茶叶3g，白僵蚕10g，葱白6g。

【制法用法】先将白僵蚕焙干后研成细末，再与葱白和茶叶一同加水煎汤，去渣取汁。代茶饮之。

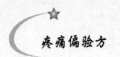

【功效主治】祛风解痉、化痰散结。适用于偏正头痛。

茶子方

【组成】茶子（晒干研细末）适量。

【制法用法】以茶子细末吹鼻中。每日数次。

【功效主治】提神、行气、止痛。适用于疲劳性头痛。

蔓荆子方

【组成】蔓荆子各 6g，荆芥、防风各 10g，防己 6g。

【制法用法】水煎服。每日 1 次。

【功效主治】疏风解表、清利头目。适用于头痛、头昏。

细辛方

【组成】细辛 2g，防风、藁本各 10g，苍耳子 6g。

【制法用法】水煎服。每日 1 次。

【功效主治】祛风散寒、胜湿止痛。适用于感冒头痛。

清上蠲痛汤

【组成】蔓荆子 6g，当归、川芎、白芷、细辛、羌活、防风、菊花、黄芩、麦冬各 3g，甘草 1g。

【制法用法】上药以水 2 碗煎成 1 碗。每日 2 次内服。

【功效主治】疏散风热、行气活血、平肝明目。适用于风阳上扰清窍之头痛。

加减清上蠲汤

【组成】当归、川芎、白芷、羌活、防风、钩藤、蔓荆子、麦冬、独活、黄芩、细辛、菊花各 3g，甘草 1.5g，蕤仁肉 9g。

【制法用法】上药以水煎。每日 2 次内服。

【功效主治】散表寒、祛风湿、止痛、补血、活血。适用于头痛。

当归川芎方

【组成】当归、川芎、羌活、防风、菊花、麦冬、黄芩、甘草、白蒺藜各 3g，蕤仁肉、草决明、蔓荆子、白芍、生地各 9g。

【制法用法】上药以水煎。隔日 1 剂。每日 2 次。

【功效主治】祛风解表、胜湿止痛、清肝明目。适用于头痛。

止痛散

【组成】白芷、菊花、地龙各 10g，刺蒺藜、牛膝、白芍各 15g，石决明 30g。

【制法用法】上药以水煎。每日 1 剂。每日 2 次。

【功效主治】清热止痉、养血柔肝、息风止痛。适用于头痛。

石决明方

【组成】石决明 30g，刺蒺藜、牛膝、白芍、当归、枣仁、夜交藤各 15g，菊花 10g，白芷 8g，香附、川芎各 7g。

【制法用法】上药以水煎。每日 1 剂。每日 2 次。

【功效主治】平肝清热、缓中止痛、明目去翳。适用于头痛。

当归饮

【组成】当归、川芎各 20g，苍耳子、菊花、白芍、生地各 15g，荆芥穗、刺蒺藜、白芷各 10g，细辛 5g。

【制法用法】水煎服。每日 1 剂，早晚分 2 次服。

【功效主治】行气开郁、祛风燥湿、活血止痛。适用于血虚头痛。

祛风散寒散

【组成】白芷、僵蚕各 18g，生甘草 6g。

【制法用法】上药共研细末。每服 3g，每日 2 次。用清茶调服，饭后半小时服用。

【功效主治】祛风除湿、通窍止痛。适用于顽固性头痛。

散偏汤

【组成】川芎 30g，白芍 15g，白芥子 12g，郁李仁、柴胡、甘草各 10g。香附、白芷各 6g。

【制法用法】水煎服。每日 1 剂，早晚分 2 次服。

【功效主治】理气解郁、祛风除湿、缓中止痛。治疗头痛。

柴精汤

【组成】牛膝、黄精各 30g，丹皮、云苓各 20g，柴胡、土鳖虫各 10g，白芷 6g，细辛、薄荷各 3g。

【制法用法】水煎服。每日 1 剂，早晚分 2 次服。

【功效主治】活血化瘀、升清阳、降浊阴、强筋骨。治脑震荡头痛。

建瓴汤

【组成】代赭石、怀牛膝、生龙骨、生牡蛎、刺蒺藜各 15g，枸杞子、生地黄、玄参各 12g，白芍、菊花各 7.5g，川楝子、生麦芽各 3g。

【制法用法】水煎服。每日 1 剂，早晚分 2 次服。

【功效主治】镇肝息风、重镇降逆。治疗高血压头痛。

益气升压汤

【组成】黄芪 30g，白术 20g，人参 10g，炙甘草、升麻、柴胡、陈皮、麦冬、五味子各 10g，当归 6g。

【制法用法】水煎服。每日 1 剂，早晚分 2 次服。

【功效主治】补气固表、托毒排脓。治疗低血压头痛。

党参黄芪方

【组成】党参 30g，白术 20g，黄芪 15g，炙甘草、升麻、柴胡、陈皮、麦冬、五味子、蔓荆子、藁本、川芎各 10g，当归、白芷各 6g。

【制法用法】水煎服。每日 1 剂，早晚分 2 次服。

【功效主治】健脾补肺、益气生津、敛汗固脱。治疗头痛。

厚朴散

【组成】厚朴、吴茱萸、甘草、附子、陈橘皮、麻黄、川大黄各 20g，干姜、前胡 10g。

【制法用法】上 9 味，捣为细散，每服 9g，以水一碗，加姜 1.5g，煎好后去生姜。不拘时，和滓稍热服，以衣覆取汗，未汗再服。

【功效主治】行气消积、燥湿止痛。适用于伤寒壮热头痛，烦躁无汗。

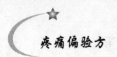

茯神散

【组成】茯神、甘菊花、蔓荆子、白蒺藜、地骨皮各20g，石膏45g，防风、甘草、枳壳各0.6g。

【制法用法】上9味，捣为散。每服6g，不拘时。

【功效主治】祛风安神。适用于头风目眩。

黄芩散

【组成】黄芩、甘草各15g，赤芍、桂心、细辛各0.9g，前胡30g，石膏60g。

【制法用法】上药捣筛为散，每服9g，以水一碗，煎好后，去滓。不拘时，稍热服。

【功效主治】清热泻火、燥湿解毒、除烦止渴、缓急止痛。适用于伤寒头痛，心神烦热。

旋覆花散

【组成】旋覆花、甘菊花、川芎各20g，皂荚树白皮60g，甘草10g。

【制法用法】上5味，捣为散，每服6g，以水一碗，入荆芥七穗煎煮。不拘时，和滓热服。

【功效主治】行水降气、疏风清热、解毒消肿。适用于伤寒头痛，心膈痰壅。

蔓荆子汤

【组成】蔓荆子、甘菊花、羌活、黄芩、川芎、防风各20g，甘草10g。

【制法用法】上 8 味，粗捣筛，每剂 12g，水一碗半，煎好后，去滓。食后、临卧温服。

【功效主治】祛风散寒、止痛。适用于目睛疼痛，上连头痛。

二、外用偏验方

茶叶方

【组成】茶叶 1 撮（泡取浓茶汁），川芎、白芷、藁本（俱研细末）各 3g。

【制法用法】共调糊状敷脐，外用纱布固定。每日换药 1 次。

【功效主治】行气开郁、祛风燥湿、活血止痛。适用于外感头痛。

茶叶川芎细辛藁本方

【组成】茶叶、川芎、细辛、藁本各等份。

【制法用法】共研细末。痛发时取少许吸入鼻孔内即可。

【功效主治】行气开郁、活血止痛。适用于头痛。

塞鼻止痛方

【组成】川芎、白芷、远志各 20g，冰片 2g。

【制法用法】把以上 4 种中药一起打成细粉末并混匀，密封保存。头痛发作的时候，用干净的纱布包少量药粉塞鼻孔。右侧头痛塞左侧鼻孔，左侧头痛塞右侧的鼻孔。

【功效主治】祛风除湿、行气开郁、通窍止痛。适用于快速止痛。

白萝汁止痛法

【组成】白萝卜适量。

【制法用法】白萝卜切碎捣烂，过滤出白萝卜汁。头痛发作的时候，用棉签或棉球沾上白萝卜汁塞入鼻孔中。左侧头痛塞右鼻孔，右侧头痛塞左鼻孔。

【功效主治】理气化痰。适用于头痛。

川芎鸡蛋方

【组成】川芎 20g，鸡蛋 1~2 个。

【制法用法】先煮荷包蛋到半熟的程度，然后捞出，用牙签或干净的针在荷包蛋上刺多个小孔。川芎加适量水煮沸后，小火煎 15 分钟。最后把刺孔的荷包蛋放入煎好的川芎药液里煮熟，吃鸡蛋喝药液。每周食用 1~2 次。

【功效主治】行气开郁、祛风燥湿、活血止痛。适用于偏头痛。

芸苔子大黄方

【组成】芸苔子（油菜籽）1g，川大黄 2g。

【制法用法】上药共为细末，取少许吹鼻中，用后有黄水流出，即能生效。每日 2 次。

【功效主治】泻热毒、破积滞、行瘀血。适用于偏头痛。

冰片方

【组成】樟脑 0.6g，冰片 0.3g。

【制法用法】放碗底，用火点着，鼻嗅其烟。左痛用左鼻孔嗅，右痛用右鼻孔嗅。每日 3 次，每次嗅 3 回。

【功效主治】通利鼻窍、消肿止痛。适用于偏头痛。

当归方

【组成】当归 12g，川芎 6g，香附 6g，食盐 20g。

【制法用法】共研粗末后炒热外敷贴头痛处。每日 2 次。

【功效主治】补血、活血、行气、止痛。适用于头痛。

斑蝥方

【组成】斑蝥（去头足）3~5 个。

【制法用法】研末布包，贴痛处，起泡后用针刺破，使水流出。每日 1 次。

【功效主治】攻毒蚀疮、逐瘀散结。适用于剧烈头痛。

川芎花椒方

【组成】川芎 12g，花椒壳 20g，薄荷脑 6g，葱白 20g。

【制法用法】面粉适量。将葱白 20g 捣汁，前药研细末，和面粉调拌成饼，外敷于太阳穴、百会穴处。每日 1 次。

【功效主治】温中止痛、除湿祛火。适用于头痛。

蚕沙方

【组成】蚕沙 15g，生石膏 30g，醋适量。

【制法用法】上药共为细末，用醋调为糊状，敷于前额。每日 1 次，3~5 次为 1 个疗程。

【功效主治】祛风除湿、活血通经。适用于风热头痛。

全蝎方

【组成】全蝎 21 个，地龙 6 条，土狗（又名蝼蛄）3 个，五倍子 15g，生南星、生半夏、白附子各 30g，木香 9g。

【制法用法】将上药共研细末，加 1/2 的面粉，用酒调成饼，摊贴太阳穴，用纱布包裹固定。每日换 1 次。

【功效主治】祛风止痉、通络止痛、攻毒散结。适用于头痛。

胡椒艾叶方

【组成】胡椒、艾叶各等份，鸡蛋清 1 个。

【制法用法】上药共为细末，用鸡蛋清调为糊状，敷百会穴。每日换 1 次，5~7 日为 1 个疗程。

【功效主治】温中散寒、行气止痛。适用于风寒头痛。

当归川芎方

【组成】当归 12g，川芎 6g，香附 6g，食盐 20g。

【制法用法】上药共为粗末后炒热外敷贴头痛处。每日换 1 次，7 日为 1 疗程。

【功效主治】补血、活血、行气、止痛。适用于头痛。

吴茱萸调醋方

【组成】吴茱萸、醋各适量。

【制法用法】吴茱萸研末，醋调敷足心。每日换 1 次，7 日为 1 疗程。

【功效主治】补益肝肾、理气止痛。适用于肝阳上亢之头痛。

生姜方

【组成】生姜 1 块。

【制法用法】生姜火内煨热，切成 4 片，分贴前额及太阳穴，以手帕束之，凉则更换。每次 15~20 分钟，每日 2 次，3~5 日为1 疗程。

【功效主治】散寒止痛。适用于风寒头痛。

大黄冰片方

【组成】酒制大黄 100g，冰片 30g。

【制法用法】共研细末，装瓶备用。头痛时用消毒药棉蘸药粉，塞入鼻内。亦可将药粉用水调成膏状，贴敷两太阳穴。每日换药 1 次。

【功效主治】清热解毒、活血化瘀、消肿止痛。适用于热证头痛。

生南星方

【组成】生南星、生乌头、白芷、细辛各等份

【制法用法】上药共研细末，用葱汁调如软膏状，取豆瓣大一团（约 1g），贴于双侧太阳穴，以胶布覆盖。每日换药 1 次。

【功效主治】燥湿化痰、祛风止痛。适用于偏头痛。

秦皮洗眼汤

【组成】秦皮、秦艽、玄参各 30g，甘草 15g，柴胡 0.9g。

【制法用法】上五味，粗捣筛，每用 30g，以水三盏，煎取一碗半，绵滤去滓。微热淋洗，冷即再换。

【功效主治】祛风湿、舒筋络、清虚热。适用于热毒上攻之头痛。

通顶吹鼻散

【组成】瓜蒂、马牙硝各 0.9g，藜芦 0.3g，龙脑、麝香各0.15g。

【制法用法】上五味，捣细罗为散，研入龙脑、麝香调匀。用少许吹入鼻中，得嚏即瘥。

【功效主治】涌吐风痰、醒神止痛。适用于伤寒头痛。

日常生活中对头痛的预防

头痛的防治：应减少可能引发头痛的一切病因，包括避免头、颈部的软组织损伤、感染，避免接触及摄入刺激性食物，避免情绪波动等，同时还应及时诊断及治疗继发头痛的原发性疾病。镇静药、抗癫痫药以及三环类抗抑郁药物对于预防偏头痛、紧张性头痛等原发性头痛发作有一定效果。

1. 对功能性头痛或是颅外疾病引起的头痛的预防。

（1）正确认识疾病，树立起能够战胜疾病的信念，积极配合治疗，消除自我的不良暗示。

（2）有规律地生活和工作，睡眠充足，饮食结构合理，戒除不良嗜好，积极参加感兴趣的文体活动。

（3）积极治疗原发病。

（4）正确使用药物预防。

2. 对于普通的紧张性头痛的预防。

（1）避免紧张。

（2）不要长时间保持同一姿势。

第二章 胃痛

胃痛，以上腹胃脘部近心窝处经常发生疼痛为主证。由于痛处近心窝部，所以古时亦称"心下痛""心痛"，但与真心痛有显著区别。胃痛亦称"胃脘痛""心下痛""心痛"等。

胃痛相当于现代医学的胃和十二指肠炎症、胃溃疡、痉挛等疾病。急慢性胃炎、消化系溃疡、胃肠神经官能症、胃黏膜脱垂等引起的胃脘疼痛属中医"胃痛"范畴。

（1）寒性胃痛　多由胃部感受寒邪导致寒凝气滞。临床表现：胃痛突然发作，畏寒喜暖，得温痛减，喜热饮；或四肢发凉，舌苔薄白，脉弦紧等。

（2）食积胃痛　多由过食肥甘厚味或暴饮暴食，饮停食滞，致胃气中阻，使得胃内食滞不通所致。临床表现：胃脘胀满，甚则疼痛。嗳气有酸腐味，大便不畅，舌苔厚腻，脉弦滑。

（3）胃胀气　肝主疏泄而喜条达，若情志不舒，则肝气郁结不得疏泄，气郁伤肝，横逆犯胃，每因情志刺激而痛作。临床表现：胃脘胀满，疼痛连胁，嗳气无酸腐味，喜长叹气，大便不畅，嗳气或放屁后稍感舒服，遇忧思恼怒后胃痛加重。舌苔薄白，脉弦。

（4）胃郁热　多由肝气郁结，日久化热，邪热犯胃所致。临床表现：胃脘灼热，痛势急迫，烦躁易怒，泛酸嘈杂，口干口苦，舌边红，舌苔黄，脉弦或数。

（5）血瘀胃痛　气机不畅，气滞日久，气血瘀滞，则导致血瘀内停，或胃病日久，胃络受阻不通所致。临床表现：胃脘疼痛如针刺刀割，痛有定处而拒按，或见吐血黑便，舌质紫暗或有紫斑，脉涩。

（6）胃湿热　多由饮食过度，辛辣肥厚，饮酒过量。使得湿热内蕴所致。临床表现：胃脘疼痛，脘闷灼热，纳呆恶心，身重肢倦，大便不畅，小便赤黄，舌红苔黄。

（7）阴虚胃痛　胃痛日久，郁热伤阴，胃失濡养所致。临床表现：胃痛隐隐，五心烦躁，消瘦乏力，嘈杂似饥，口干咽燥，口渴思饮，大便干结，舌红少苔，脉细数。

（8）脾胃虚寒胃痛　饥饱失常，或劳倦过度，或久病脾胃受伤等，致脾阳不足，中焦虚寒所致。临床表现：胃脘隐痛，泛吐清水，喜温喜按，纳差，便溏，神疲乏力，或畏寒肢冷，舌淡，脉细弱。

一、内服偏验方

百合汤

【组成】百合、丹参各 15g，柴胡、黄芩、乌药、川楝子、郁金各 10g。

【制法用法】水煎服。每日 1 剂。

【功效主治】养阴润肺、清心安神、清热泻火、燥湿解毒。适用于胃痛。

百合丹参方

【组成】百合、丹参各 15g，柴胡、黄芩、乌药、川楝子、郁金、海螵蛸各 10g，九香虫 3g。

【制法用法】水煎服。每日 1 剂。

【功效主治】祛瘀止痛、活血通经、清心除烦。适用于胃痛。

百乌荔楝芍草麦芽汤

【组成】生百合 40g，生麦芽 30g，川楝子、生白芍各 20g，乌药、荔枝核各 15g，生甘草 10g。

【制法用法】上药水煎 3 次，混合。每日服 2 次，早饭前 30 分钟，晚饭后 40 分钟温服。

【功效主治】养胃、和胃、理胃气、降胃浊、止胃痛。

三合四合汤

【组成】百合、丹参各 30g，乌药 12g，高良姜、香附各 9g，檀香、砂仁各 6g。

【制法用法】水煎服。每日 1 剂。

【功效主治】祛瘀止痛、养阴润肺、清心安神。适用于长期难愈的胃痛。

益胃化瘀汤

【组成】蒲公英、苏梗各 30g，党参 20g，川芎、延胡索、广木香各 15g，川楝子 6g。

【制法用法】水煎服。每日 2 次。

【功效主治】理气、开郁、止痛、清热解毒、消痈散结。适

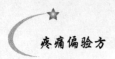

用于胃痛。

健胃散

【组成】乌贼骨（或鸡子壳）80g，浙贝母、佛手、枳实、甘草各 20g。

【制法用法】乌贼骨刷净晾干，砸成小块，用文火微炒。如用鸡子壳，将其洗净烘干。枳实放热麸上拌炒至微黄色，同他药共碾成细粉，放入瓶中贮存。每日 3 次，饭后 1 小时，开水调服 4g。

【功效主治】行气止痛、和胃化痰。适用于上腹隐隐作痛，脘闷腹胀，恶心呕吐，嗳气吞酸。

加味乌贝及甘散

【组成】三七粉、乌贼骨、川贝、白及、黄连、甘草、延胡索、川楝子、佛手各 15g，生白芍 22.5g，广木香 9g，砂仁 7.5g。

【制法用法】上药共研细末。每日早、中、晚饭后各吞服 3g，连续服用 3 个月至半年。

【功效主治】和胃、散血、定痛。适用于胃、十二指肠溃疡所致的胃痛。

胃寒散

【组成】肉桂、米壳各 4g，附子（先煎）、厚朴各 6g，红花、枳壳、吴茱萸、干姜、苍术各 10g，黄芪、延胡索各 12g，白芍 15g。

【制法用法】上药共研成细粉，过筛。一包 4g，每次服一包，每天服 2 次，或煎服。

【功效主治】补火助阳、引火归原、散寒止痛、温经通脉。

适用于脾胃阳虚或阴寒痼冷所致胃痛。

鸡蛋壳方

【组成】鸡蛋壳 500g，生甘草 150g。

【制法用法】先将鸡蛋壳洗净，焙干，但不能焙焦，碾成极细末。另将甘草研粉，两者充分混合。每日服 3 次，每次服 7g，饭前 1 小时，用生姜 7g，煎水送服。

【功效主治】益气补中、缓急止痛、泻火解毒。适用于消化性溃疡所致的胃痛。

蜡矾鸡蛋煎

【组成】黄蜡 30g，白矾 3g，鸡蛋 4 个，香油 60g。

【制法用法】先将白矾研成细末，鸡蛋打开与之混合，另将黄蜡和香油置铁锅内溶化，再把白矾鸡蛋汁加入炒熟即可。方中药物如法加工炒熟食之，每天 1 次，症状消失后，即可停药。

【功效主治】解毒、和胃、止血、止痛。适用于胃及十二指肠球部溃疡。症见胃脘疼痛、吐酸，或兼便下黑血。

胡桂散

【组成】白胡椒、肉桂各 3g。

【制法用法】共研细末，水煎服。每日 1 剂。

【功效主治】温中、下气、消食、解毒。适用于胃寒引起的胃脘痛。

黄荆子

【组成】黄荆子 120g。

【制法用法】微炒带香，研极细末。每服 6g，日服 3 次。

【功效主治】行气、止痛。适用于胃脘疼痛，腹部疼痛。

二丑方

【组成】紫蔻、砂仁、炒二丑（取头末）各 10g，大黄炭 5g。

【制法用法】共研极细末。每服 1.5g，饭后白开水送下。如痛时可随时服之，如便泄可去大黄炭。

【功效主治】化湿开胃、温脾止痛。适用于胃脘疼痛，腹部疼痛。

乌鸡养生菜

【组成】乌鸡一只，木香 3g，陈皮 5g，枳实 8g，鸡内金、人参各 10g，枸杞子 15g。

【制法用法】乌鸡宰杀，洗净备用。将上述药物洗净塞入鸡腹中，用线将鸡腹缝好，鸡放入锅内加清水及盐，炖至鸡肉熟烂即可。早、晚各 1 次，适量服食，连服 2 周。

【功效主治】消食健胃、调中养生。适用于胃痛患者。

脘腹蠲痛汤

【组成】蒲公英 20g，白芍 12g，延胡索、川楝子、生甘草、海螵蛸、制香附、沉香曲各 9g，乌药 6g。

【制法用法】水煎服。每日 1 剂，早晚各服 1 次。

【功效主治】养血和营、缓急止痛、清热解毒、利尿散结。适用于急慢性胃炎、胃及十二指肠溃疡。症见脘腹疼痛或连及胁肋者。

肚痛散

【组成】制延胡索 20g,炒白芍 18g,炙甘草、枳实各 9g,柴胡、白豆蔻各 6g。

【制法用法】上述药按比例筛选干净,烘干,碾为极细末,纳罐贮存。成人量 1 次为 10~15g,(儿童按年龄折算)。服时放小锅内加水煎煮 1~2 沸。稍冷服下。

【功效主治】健胃、活血、利气、止痛。适用于胃腹痛。

脐痛速效方

【组成】葫芦巴、熟附片(先煎)、白术各 10g,白芍 12g,茯苓、生姜各 15g,小茴香 6g。

【制法用法】熟附片,先煎煮半小时,纳余药,再煎煮半小时,每剂药煎 3 次,共得药汁 500ml。每日 1 剂,将 3 次煎取的药汁混合,分早、中、晚饭前各服 1 次。

【功效主治】健胃消食、祛寒止痛。适用于胃腹痛。

金银花方

【组成】金银花 60g,蒲公英、赤芍、薏苡仁各 30g,大黄(后下)15g,枳实、桃仁各 12g,木青 10g,甘草 6g。

【制法用法】水煎服。每日 1 剂。

【功效主治】清热解毒、活血止痛。适用于胃腹痛。

当归小茴香

【组成】当归 30g,小茴香 30g,麻油(成人量)250g。

【制法用法】先将麻油置锅中加热,再将当归、小茴香放入油内煎炸至焦黑，去药渣留油，待油凉后备用。取通肠油 250g，用汤勺服之，服 1 勺后，略停片，刻，再服一勺，如此缓缓服下。

【功效主治】润肠通便、理气止痛。适用于各种类型肠梗阻早期。

红茶末橘花方

【组成】红茶末、橘花各 3~5g。

【制法用法】以沸水冲泡 10 分钟，代茶饮。每日 1 剂，不拘时温服，或每日 3~4 次。

【功效主治】温中理气、和胃止痛。适用于肝气犯胃所致的胃痛。

蜂蜜红糖茶

【组成】红茶 5g，蜂蜜、红糖各适量。

【制法用法】将红茶置保温杯中，以沸水冲泡盖浸 10 分钟，再调入蜂蜜、红糖适量，空腹趁热频频饮用。每日 3 剂。

【功效主治】温中健胃。适用于虚寒胃痛。

细茶川椒方

【组成】细茶、川椒各少许。

【制法用法】同煎。代茶饮。

【功效主治】温中祛寒、行气消食。适用于胃寒疼痛。

干姜茶

【组成】绿茶 3g，干姜丝 3g。

【制法用法】将绿茶、干姜丝用沸水冲泡 15 分钟，代茶饮。

每日数次。

【功效主治】温中止呕。适用于胃脘痛。症见胃脘隐痛，喜温喜按，泛吐清水，大便溏稀等。

绿萼梅茶

【组成】绿茶 6g，绿萼梅 6g。

【制法用法】以沸水冲泡 5 分钟。不拘时温饮之。

【功效主治】疏肝理气、和胃止痛。适用于肝胃不和，脘腹胀满而痛。

玫瑰花茶

【组成】红茶、玫瑰花各 5g。

【制法用法】以沸水冲泡徐徐温饮。每日 1 剂。

【功效主治】理气解郁、和胃止痛。适用于肝胃不和，气滞脘腹所致的胃痛。

鲜香橼茶

【组成】茶叶 1 撮，鲜香橼 1 个。

【制法用法】将香橼切作两片，挖去肉，纳入茶叶，再用线缝合好，挂于屋檐下风干，切碎。取适量置杯中，沸水冲泡饮服。

【功效主治】理气止痛。适用于肝胃不和、气滞胃痛。

铁观音茶

【组成】铁观音茶（乌龙茶）1 撮，吴萸 3g，生姜（去皮）2 片，红枣 2 枚。

【制法用法】加清水适量煮沸 20 分钟，饮服。不拘时温饮之。

【功效主治】温中散寒、健胃止呕、理气祛风。适用于胃痛，急或慢性胃炎；妇女月经腹痛。

【禁忌】身体燥热之人及孕妇不宜服。

生姜茶

【组成】茶叶 6g，老生姜 10g。

【制法用法】水煎服。日服 1~2 次。

【功效主治】祛寒健胃、止痛。适用于受凉或吃生冷食物引起的胃痛。

香附木香茶

【组成】茶叶 2g，香附、木香、陈皮、金柏各 5g。

【制法用法】先将香附、木香、陈皮、金柏水煎取汁，再冲泡茶叶盖浸 3~5 分钟饮。每日 1 剂。

【功效主治】理气解郁、暖胃止痛。适用于胃痛。

细茶柚皮方

【组成】细茶 6g，老柚皮 10g，生姜 2 片。

【制法用法】水煎服。每日 1 剂。

【功效主治】散风寒、暖胃止痛。适用于食滞胃痛，症见胃脘胀满，疼痛拒按，腹泻等。

湖茶头醋方

【组成】湖茶 10g，头醋 20ml。

【制法用法】先煎茶取汁 250ml，加醋和匀顿服。每日 1 剂。

【功效主治】和胃、缓急、止痛。适用于年久胃痛。

化橘红白芍方

【组成】徐长卿 4g，化橘红、白芍各 3g，玫瑰花 1.5g，麦冬或北沙参 3g，生甘草 2g，红茶末 1.5g。

【制法用法】开水泡饮或水煎代茶饮用。每日 3 剂。

【功效主治】温胃健脾、理气止痛。适用于虚寒型胃脘痛。

黄芪当归茶

【组成】徐长卿 3g，黄芪 4.5g，当归 3g，乌梅肉 1.5g，麦冬或北沙参 3g，生甘草、红茶末各 1.5g。

【制法用法】开水泡饮或水煎代茶饮。每日 3 剂。

【功效主治】温中益气、活血止痛。适用于中焦虚寒型胃脘痛。

米醋茶

【组成】茶叶不拘量（去杂质研细末过筛），米醋适量。

【制法用法】用米醋调服茶末 3g。每日 2 次。

【功效主治】行气和胃、消结止痛。适用于胃痛。

茶叶辣椒方

【组成】茶叶 3g，辣椒 1 个，胡椒、盐各少许。

【制法用法】焙干研末。取一半量以沸水冲泡 5 分钟服饮。每日 1 剂。

【功效主治】温中散寒止痛。适用于受寒胃痛。

黄连姜汁茶

【组成】茶叶5g，黄连末3g，姜汁15g。

【制法用法】先将茶叶、黄连末以沸水泡浸5分钟，然后加入姜汁服饮。每日2剂。

【功效主治】祛寒、止泻。适用于下痢，胃寒痛等。

麦芽茶

【组成】绿茶1g，麦芽（大、小麦芽均可）10g。

【制法用法】将麦芽用冷水快速洗净，倒入小锅中，加水半碗，用中火烧沸后，立即冲入预先放好茶叶的杯中，盖浸5分钟饮用。以后均用沸水冲服，随冲随饮，至淡为止。

【功效主治】疏肝理气、消食开胃、回乳消胀。适用于肝郁气滞，两胁胀痛，食欲不振等。

吴萸茶

【组成】铁观音茶1撮，吴萸3g，生姜（去皮）3片，红枣2枚。

【制法用法】加清水适量，煮沸约20分钟，饮之。每天服2~3次。

【功效主治】温中散寒、和胃止痛。适用于急性胃炎或慢性胃炎。

【禁忌】身体燥热之人及孕妇不宜服用。

红茶菌

【组成】红茶菌350~400ml，粳米150~200g。

【制法用法】共放入不锈钢锅中，加少量清水煮开，用文火熬稠即成。每天服 2~3 次。

【功效主治】健胃止痛。适用于胃炎。

石菖蒲茶

【组成】青茶 10g，茉莉花 12g，石菖蒲 6g。

【制法用法】去除杂质后晒或烘干，研粗末。以沸水冲泡 5~10 分钟随意温饮之。每日 1 剂。

【功效主治】宽胸理气、和胃止痛、健脾安神。适用于慢性胃炎，症见脘腹胀痛等。

瓦楞子方

【组成】瓦楞子、炙甘草、炒白术各 20g，延胡索 15g。

【制法用法】研末。每日 3 次，每次 3g，饭前 30 分钟温开水送服，儿童酌减，7 日 1 疗程。

【功效主治】益气健脾、和胃止痛。适用于胃脘痛。

仙鹤草方

【组成】仙鹤草 60g，六叶莲 30g，白芍、炙甘草各 10g。

【制法用法】水煎服。每日 1 剂。1 个月为 1 疗程，连用 2 个疗程。

【功效主治】收敛止痛、止痢、杀虫。适用于胃及十二指肠溃疡之胃痛。

干姜胡椒方

【组成】干姜 3 片，胡椒 10 粒。

【制法用法】共研末。开水冲服，每日分 2 次服。

【功效主治】补脾、和胃、止痛。适用于胃痛。

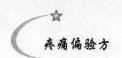

鸡蛋胡椒方

【组成】鸡蛋 1 个，胡椒 1 粒。

【制法用法】研碎，共煎熟食。每日 1 次。

【功效主治】温中散寒、和胃止痛。适用于虚寒胃痛。

威灵仙方

【组成】威灵仙 12g，鸡蛋 1 个。

【制法用法】浓煎威灵仙，取沸药汁冲蛋清，顿服。每日 1 次。

【功效主治】祛风除湿、通络止痛。适用于时作时止之胃痛。

土豆生姜汁

【组成】鲜土豆 100g，生姜 10g，鲜橘汁 30ml。

【制法用法】将土豆、生姜榨汁，加鲜橘汁汤调匀。每日 30ml，分 3 次温服。

【功效主治】散寒解表、降逆止呕、和胃止痛。适用于胃痛。

九香虫方

【组成】九香虫 3 只，黄芪 20g，白芍 20g，炙甘草 20g，桂枝 9g，生姜 2 片，大枣 7 枚。

【制法用法】水煎服。每日 1 剂。

【功效主治】补气固表、行气止痛。适用于胃脘痛。

陈皮生姜汤

【组成】陈皮 10g，生姜 5 片。

【制法用法】上 2 味加适量水煮沸后，小火煎 20 分钟。喝药汤，每天 2~3 次。

【功效主治】理气健脾、调中、暖胃止痛。适用于胃痛。

红糖姜汤

【组成】生姜 5 片，红糖适量。

【制法用法】生姜 5 片加适量水煮沸后，小火煎 5 分钟，加适量红糖调味。吃生姜片、喝姜汤，每天 1 次，连服 10 天。

【功效主治】温胃散寒止痛。适用于胃痛。

消胀汤

【组成】陈皮 10g，枳实 5g。

【制法用法】上 2 味中药加水 200ml 煮沸后，小火煎 20 分钟。过滤掉药渣，喝药汤。每天 1 次，连续喝 7 天。

【功效主治】理气健脾、行气止痛。适用于胃痛。

神曲消食汤

【组成】神曲 15g，麦芽 10g。

【制法用法】上 2 味中药加适量水煮沸后，小火煎 20 分钟。过滤掉药渣，喝药汤。每天 1 次，连续喝 5 天。

【功效主治】健脾和胃、消食化积。适用于胃脘胀痛。

山楂消食汤

【组成】鸡内金 20g，山楂 15g。

【制法用法】上 2 味中药加适量水煮沸后，小火煎 20 分钟。过滤掉药渣，喝药汤。每天 1~2 次，连续喝 5 天。

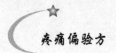

【功效主治】健脾消食、化积止痛。适用于胃脘胀痛。

健脾粥

【组成】山药、薏苡仁各 15g。

【制法用法】用等量的山药和薏苡仁加适量水煮粥。每天喝 3 次，每次 1 碗。

【功效主治】补脾养胃、利湿止泻。适用于胃脘胀痛。

健脾益肾粥

【组成】大枣 12 个，栗子 200g，茯苓 20g，大米 100g。

【制法用法】以上原材料加适量水煮成粥。每天喝粥 2~3 次。

【功效主治】健脾益肾、止泻止痛。适用于腹泻，腹痛。

蛋黄山药方

【组成】鸡蛋黄 2 个，山药 50g。

【制法用法】把山药打成粉，加适量水煮沸后，小火煎 10 分钟，加入蛋黄煮熟。吃蛋黄，喝药汤。1 天内分 2~3 次吃完，要空腹服用，连续用 7 天。

【功效主治】固肠止泻、止痛。适用于胃痛。

猪肚胡椒

【组成】猪肚 1 个，胡椒 10 粒，姜 5 片。

【制法用法】将猪肚用醋水反复洗净，纳入胡椒和姜片，隔水炖烂。每日早晚就饭吃。

【功效主治】温中下气、补脾调胃。适用于胃痛已久、身体虚弱、饮食减少者。

炖猪肚

【组成】猪肚（猪胃）200g，鲜姜 50g，肉桂 5g。

【制法用法】猪肚洗净切丝，同姜与肉桂放在碗内，隔水炖至熟烂。分 2 次吃完。

【功效主治】补益脾胃、温阳止痛。适用于脾胃阳虚或胃寒所致的胃脘隐痛。

田螺壳末

【组成】田螺壳若干，红糖适量。

【制法用法】用新瓦焙干，研为细末。每次服 15g，红糖水送下，每日 2 次。

【功效主治】和胃、止痛。适用于胃痛和反胃吐酸、吐食等。

蛤壳香附散

【组成】海蛤壳（煅）。香附各 150g。

【制法用法】共研成细末。每服 15g，每日 3 次。

【功效主治】解郁止痛。适用于胃脘痛。

全青蒜煮饮

【组成】青蒜连叶 7 根，盐、醋各适量。

【制法用法】青蒜切碎，用盐醋煮熟。胃痛时热饮。

【功效主治】宣窍通闭。适用于胃气痛。

佛手饮

【组成】鲜佛手（干品 10g）25g。

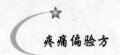

【制法用法】开水冲泡。代茶饮。

【功效主治】疏肝理气、和胃止痛。适用于肝胃不和、脾胃气滞之脘腹胀痛。

良姜粳米粥

【组成】高良姜 15g，粳米 100g。

【制法用法】先煎良姜，去渣滤汁，入米煮作粥食。每日 2 次。

【功效主治】温中散寒、理气止痛。适用于脘腹冷痛。

干姜胡椒末

【组成】干姜 10g，胡椒 10 粒。

【制法用法】晒干，捣碎，研末。用开水冲服。每日 2 次服完。

【功效主治】健胃祛寒。适用于胃寒疼痛。

大枣方

【组成】大枣适量。

【制法用法】洗净水煮。每日吃 40~50 枚，吃枣饮汤。

【功效主治】温中补虚。适用于脾胃虚寒之胃脘痛。

荔枝核陈皮末

【组成】荔枝核 100g，陈皮 10g。

【制法用法】晒干，捣碎，研末。每次饭前开水冲服 10g。

【功效主治】散湿寒、解郁结、和肝胃、止疼痛。适用于胃脘胀痛、嗳气吞酸。

胡椒杏仁枣

【组成】生胡椒 10 粒，甘杏仁 5 个，大枣 3 枚。

【制法用法】枣去核同生胡椒及杏仁共捣碎。服时，加入少量开水调成糊状。一次服下，每日 1 剂。

【功效主治】健脾和胃。适用于脾胃虚寒引起的胃痛。

文旦鸡

【组成】文旦（柚子）1 只，童子母鸡 1 只，红糖、黄酒各适量。

【制法用法】将留在树上的柚子，用纸包好，经霜后摘下，切碎，同去内脏的母鸡共放于器皿中，加入酒、糖，蒸至烂熟。于 1~2 日内吃完。

【功效主治】温胃止痛。适用于虚寒胃痛。

胡椒酿红枣

【组成】大红枣 7 个，白胡椒 49 粒。

【制法用法】红枣洗净去核，每个枣内纳入胡椒 7 粒，放入锅内蒸半小时，取出共捣成泥，捏成 7 个枣丸即可食用。每日 2 次。

【功效主治】温中补脾、温胃止痛。适用于虚寒胃痛、嗳气反胃等。

土豆粥

【组成】土豆（不去皮）250g，蜂蜜少许。

【制法用法】将土豆洗净，切成丁，用水煮至成粥状。服时加蜂蜜。每日晨空腹食用，连服半月。

【功效主治】和中养胃。适用于胃脘隐痛不适。

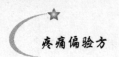

洋白菜粥

【组成】洋白菜500g，粳米50g。

【制法用法】洋白菜洗净，切碎煮半小时，捞出菜不用，下米煮粥。日食2次。

【功效主治】缓急止痛。用于胃脘拘急疼痛。

百合粥

【组成】百合60g，糯米100g，红糖少许。

【制法用法】共煮作粥，熟时加红糖。每日1次，连服10天。

【功效主治】健脾和胃止痛。适用于胃痛。

陈香橼末

【组成】陈香橼（末）50g，川椒、小茴香各20g。

【制法用法】陈香橼焙干，研细末，川椒、小茴香共研末混合拌匀。每服5g，每日2次，温开水送服。

【功效主治】行气止痛。适用于胸闷胃痛。

高粱根煎饮

【组成】高粱根3个。

【制法用法】将高粱根洗净，加水煎汤。每日饮2次即愈。

【功效主治】温中利水、散寒通络止痛。适用于脾胃虚寒、消化功能弱所致的胃疼痛。

核桃皮泡酒

【组成】未成熟的绿核桃皮100g，烧酒400g。

【制法用法】将绿皮洗净，浸入酒瓶中，密封10天即成。每次饮5ml，痛时服用。

【功效主治】镇静止痛。适用于胃痛。

高粱黑豆枣

【组成】红高粱120g，黑豆60g，大枣30g，神曲适量。

【制法用法】将红高粱、黑豆、神曲碾成面。大枣用水煮熟，留汤备用。用煮枣的汤将上3味碾成的面调和，捏成饼，蒸熟，晾凉，焙干，轧成细面，置砂锅内炒成黄黑色，用蜜为丸，每丸8g。晚饭后服4丸，白水送服。

【功效主治】温中调胃。适用于腹痛，腹泻，或胃气不和引起的胃痛、呕吐酸水等。

公鸡汤

【组成】公鸡1只，党参30g，草果3g，陈皮5g，桂皮5g，干姜10g，胡椒10粒，葱、酱油、盐各少许。

【制法用法】公鸡去毛及内脏杂物，洗净连同其他各味加水共煮，鸡肉熟后过滤去渣。食肉饮汤。

【功效主治】温中散寒、健脾和胃。适用于脾胃阳虚或气虚受寒所致的不思饮食、胃脘及腹部隐痛。

白胡椒末

【组成】白胡椒、绿豆等份，黄酒适量。

【制法用法】将前两味晒干，研成细末。热黄酒送下，每次5g，每日2次。

【功效主治】健胃、化滞、除寒。适用于脘腹冷痛。

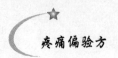

五香山药鸡

【组成】公鸡 1 只，山药 1 根，姜 3g，肉桂 3g，花椒 3g，木香 3g，砂仁 3g，白芷 3g，玉果 3g，葱、酱油、盐各适量。

【制法用法】将公鸡去毛及内脏，洗净，切块。山药洗净，刮去皮，切块。肉桂等 7 味装入纱袋内包扎紧，共置砂锅内，加葱、酱油及盐少许，再加水，用小火煨炖，肉烂后将纱袋取出即可食用。吃肉饮汤，日用 2 次。

【功效主治】补脾祛寒、理气止痛。适用于胃脘痛。

猪肚姜

【组成】猪肚 1 个，生姜 120g。

【制法用法】猪肚洗净，生姜切片放入猪肚内，加适当调料煮熟吃。每日三餐佐食猪肚 1 个，应按日连续食用。

【功效主治】温中和胃、散寒止痛。适用于胃寒而引起的胃脘痛。

菖蒲丸

【组成】石菖蒲 15g，吴茱萸 5g，香附子 12g。

【制法用法】上 3 味，并剉细，以醋 5000ml，煮干为度，焙干为细末，以好神曲打糊为丸，如梧桐子大，空腹食前服。以淡姜汤吞下 40~50 丸，日 3 服，橘皮汤亦好。

【功效主治】化湿行气、祛风利痹、消肿止痛。适用于脾胃痛。

黄连汤

【组成】黄连、甘草、干姜、桂枝各 9g，人参 6g。

【制法用法】上水煎，入大陈枣 2 枚。每日 1 剂。

【功效主治】清热燥湿、泻火解毒。适用于腹中痛。

愈痛散

【组成】五灵脂、延胡索、莪术、高良姜、当归各等份。

【制法用法】上 5 味为细末。每服 6g，热醋汤调服，不拘时。

【功效主治】活血止痛、化瘀止血、消积解毒。适用于胃痛。

八仙散

【组成】棕榈 12g，当归 10g，麝香 0.1g。

【制法用法】上 3 味同研和匀。每服 3g，温酒调下。

【功效主治】和胃、涩肠、止痛。适用于胃痛。

二姜丸

【组成】干姜、高良姜各等份。

【制法用法】上 2 味等份，为细末，面糊为丸梧桐子大。每服 20 丸，食后，陈皮汤下，妊娠者不宜服。

【功效主治】温中散寒、回阳通脉、温胃止痛。适用于脾胃虚寒疼痛。

二香散

【组成】赤芍 15g，姜黄 7.5g，木香 6g，丁香 5g。

【制法用法】上 4 味为粗末，每服 9g，水一碗半，煎至一碗，去滓。热服，忌生冷。

【功效主治】清热凉血、活血祛瘀、通经止痛。适用于胃脘痛。

人参丸

【组成】肉桂9g，人参、茯神、黄芪、木香、牡蛎、远志、甘草各15g。

【制法用法】上8味，捣为末，枣肉丸如小豆大。每服20丸，麦冬汤下。

【功效主治】大补元气、止痛、健胃、安神。适用于腹中冷痛。

人参紫金丸

【组成】紫金皮、苍术、石菖蒲各15g，香附子9g，人参7.5g，木香4.5g。

【制法用法】上6味为末，米糊和丸，如梧桐子大。每服30丸，食后姜汤下。

【功效主治】健胃理气、燥湿健脾、祛湿止痛。适用于胃痛，胸膈胀满，不思饮食。

人参汤

【组成】人参15g，甘草6g，干姜10g，白术12g。

【制法用法】上4味，水煮。温服300g，日3服。

【功效主治】补气、暖胃、止痛。适用于胃痛。

丁香丸

【组成】丁香、木香、肉豆蔻、青橘皮、胡椒、荜茇、槟榔、麝香各0.3g，乳香6g，巴豆霜0.3g。

【制法用法】将槟榔以上（前7味）先捣为末，用醋煮面糊和丸。每服5丸，茶酒任下。

【功效主治】行气止痛、调中导滞。适用于脾冷胃痛。

三皮汤

【组成】青皮、桂皮、陈皮各 10g。

【制法用法】上 3 味先煎青皮数沸，次煎桂皮，又下陈皮，去滓服之。每日 1 剂。

【功效主治】疏肝破气、消积化滞。适用于胃腹疼痛不可忍。

小建中汤

【组成】肉桂 0.9g，甘草 15g，白芍 15g。

【制法用法】上 3 味，每服 15g，水两碗，入生姜 0.3g，切碎，大枣 4 枚擘破，同煎至一碗，去滓，温服。每日 1 剂。

【功效主治】补火助阳、散寒止痛、温经通脉。适用于虚寒胃痛。

木香散三

【组成】木香、枳壳、柴胡、当归各 0.9g，吴茱萸 0.3g，干姜 15g。

【制法用法】上 6 味，捣筛为散，每服 9g，以水一碗，入枣 3 枚，煎至半碗，去滓。稍热，不拘时服。

【功效主治】行气消滞、温中散寒、回阳通脉。适用于伤寒冷气积在腹中，胃胀满疼痛。

内灸丸

【组成】当归 0.9g，荜茇 3g，诃黎勒 10g，制附子 5g，桂心 1.5g，白茯苓 10g，人参 10g，肉豆蔻 9g，缩砂仁 6g，木香 10g，胡椒 6g，干姜 10g。

【制法用法】上 12 味，捣为末，炼蜜丸如梧桐子大。不拘时，

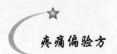

以生姜醋汤下 20 丸。

【功效主治】温中散寒、回阳通脉、止痛、活血。适用于久积冷气，攻胃胀痛，不思饮食。

走马散

【组成】官桂 1.5g，没药、红花、芍药、苏木、青皮各 7.5g。

【制法用法】上 7 味为细末，每服 9g，酒一盏同煎，温服。每日 1 剂，未止再服。

【功效主治】活血止痛、健胃。适用于胃刺痛。

厚朴散

【组成】厚朴、诃黎勒各 15g，木香、苍术、枳壳、当归、桔梗各 10g，陈橘皮 20g。

【制法用法】上 8 味，捣筛为散，每服 9g，以水一中碗，入枣 3 枚，煎至多半碗，去滓。不拘时，稍热服。

【功效主治】行气止痛、调中导滞。适用于冷气攻心腹，胃胀满疼痛，饮食不消。

胜金散

【组成】桂枝、延胡索（炒）、五灵脂、当归各 9g。

【制法用法】上 4 味为末，每服 9g，水一碗，酒 0.9g，同煎。食前服。

【功效主治】活血止痛、化瘀止血、消积解毒。适用于胃痛。

浮椒丸

【组成】陈茱萸 5g，浮椒、蚌粉各 10g。

【制法用法】上 3 味为末，醋糊丸如梧桐子大。每服 20 丸，用温酒或盐汤下。

【功效主治】祛寒止痛，固虚脱。适用于胃痛痛不可忍。

干姜丸

【组成】干姜、桂心、白矾、川椒各 15g，半夏 20g。

【制法用法】上 5 味捣为末，炼蜜和丸如梧桐子大，不拘时，以生姜汤下 10 丸。每日 1 次。

【功效主治】泻下通便、清火止痛。适用于胃痛，食不消化。

干姜酒

【组成】干姜末 15g，清酒适量。

【制法用法】上 2 味，温酒热，即下姜末投酒中，顿服之立愈。每日 2 次。

【功效主治】温中散寒、回阳通脉。适用于老人冷气心痛。

木香散

【组成】木香、人参、白术、缩砂、桂心各 15g，青橘皮 20g，茱萸 5g。

【制法用法】上 7 味捣细罗为散，不拘时，煎姜枣汤调下 3g。每日 1 次。

【功效主治】行气止痛、健脾益气。适用于胃痛。

木香丸

【组成】木香、附子（先煎）、槟榔、桂心各 15g，巴豆霜、吴茱萸、麝香各 0.3g。

【制法用法】上 7 味，捣为末，醋煮面糊和丸，如绿豆大，不拘时，以温酒下 3 丸。每日 1 次。

【功效主治】行气止痛、回阳救逆。适用于胃痛。

二、外用偏验方

巴豆方

【组成】巴豆 1g，大黄、沉香各 2g，莱菔子 30g。

【制法用法】将前 3 味共研为末，再将莱菔子煮汁调和药末，敷于脐孔，外用塑料薄膜覆盖，胶布固定。每日 1 剂。

【功效主治】泻下寒积、消食、止痛。适用于食滞胃痛。症见胃脘胀满疼痛，恶心呕吐，吐后痛减，大便不畅等。

生姜方

【组成】生姜 20g，面粉 80g。

【制法用法】捣烂用鸡蛋清调拌外敷贴胃脘部。每日 1 剂。

【功效主治】散寒解表、降逆止呕。适用于胃痛。

毛茛方

【组成】鲜毛茛适量。

【制法用法】将鲜毛茛除去叶茎，留根须，清水洗净阴干，切碎，加入红糖少许共捣如泥状，随即装入空青霉素瓶的橡胶盖凹内，然后敷于胃俞、肾俞穴，15 分钟后，待患者局部有蚁行感，进而产生烧灼感时，即可将药弃去。每日 3~5 次。

【功效主治】清热燥湿、泻火解毒。适用于胃脘痛。

当归方

【组成】当归30g，丹参20g，乳香、没药各15g，姜汁适量。

【制法用法】将上诸药粉碎为末后，加姜汁调成糊状。取药糊分别涂敷于上脘、中脘、足三里穴。每日3~5次。

【功效主治】补血、活血、止痛、祛寒和胃。适用于胃痛。

葱头生姜方

【组成】连须葱头30g，生姜15g。

【制法用法】将上2味共捣烂炒烫，装入布袋，热熨胃脘部，药袋冷即更换。每日2次，每次30分钟，以疼痛缓解为度。

【功效主治】散寒解表、和胃止呕。适用于寒性胃痛。

郁金方

【组成】郁金12g，大黄8g，元明粉、栀子、香附、黄芩各6g。

【制法用法】将以上各药共研细末，外敷贴胃脘处，绷带包扎，胶布固定。每日1换。

【功效主治】泻热毒、破积滞、行瘀血。适用于胃痛。

荜茇干姜方

【组成】荜茇、干姜、甘草、山奈、细辛、白芷、肉桂、吴萸、艾叶各等量。

【制法用法】上方研末，做成兜肚，敷于脐部。每日1换。

【功效主治】温中散寒、缓急止痛。适用于胃寒疼痛。

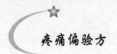
鲜姜香附方

【组成】鲜姜 30g，香附 15g。

【制法用法】将生姜捣烂，香附研成细粉，装茶杯或保温杯中，开水冲入，竹筷搅匀，用毛巾蘸药在胃脘部上下、左右轻轻摩擦 20 分钟。每日 2 次，3 天为 1 疗程。

【功效主治】理气解郁、散寒止痛。适用于阴虚胃痛。

防风白芷方

【组成】防风、白芷、龙涎香、细辛、薄荷脑各适量。

【制法用法】研为细末，调为糊剂，敷置于肚脐上，以塑料薄膜或胶布固定。痛止即可取去。

【功效主治】祛风解表、胜湿止痛。适用于胃痛。

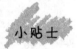

胃痛日常生活的预防

1. 纠正不良的饮食习惯。多食清淡食物，少食肥甘及各种刺激性食物。

2. 饮食定时定量。长期胃痛的病人每日三餐或加餐均应定时，间隔时间要合理。急性胃痛的病人应尽量少食多餐，平时应少吃或不吃零食，以减轻胃的负担。

3. 注意营养均衡。食用富含维生素的食物，有利于保护胃黏膜和提高其防御能力，并促进局部病变的修复。

第三章　腹痛

腹痛是指以腹部疼痛为主要临床表现的疾病。即脘腹、脐腹、少腹部等疼痛。腹痛病因复杂，症状多变，胀痛或刺痛，痛有定处或走窜聚散不定。若因外邪侵袭，或内有所处，以致气血运行受阻，或气血不足以温养者，均能产生腹痛。

（1）虚寒证　腹痛绵绵，或拘引作痛，时作时止，喜热恶冷，痛时喜按，饥饿及疲劳后更甚，大便溏泻，兼有神疲气短、畏寒肢冷，面色无华等症。舌淡苔白，脉沉细。

（2）气滞证　脘腹胀满，走窜攻冲，痛引两胁或下连少腹，胸闷嗳气，得嗳气或矢气后痛减，恼怒则痛甚，舌苔薄白，脉弦。

（3）血瘀证　少腹刺痛而拒按，经久不愈，疼痛剧烈，痛处固定不移，舌质紫暗，或有瘀斑，脉弦或涩滞。

（4）食滞证　脘腹胀满，疼痛拒按，厌食呕吐，嗳腐吞酸，或痛而欲泻，便后痛减，或大便秘结，舌苔厚腻，脉滑实。

一、内服偏验方

鸡内金方

【组成】炒鸡内金 3~5 个，莱菔子 10g，香附 15g，麦芽 25g，苍术 15g。

【制法用法】水煎服。每日 2 次。

【功效主治】健脾消食、理气止痛、消癥化石。适用于腹痛。

麦谷芽方

【组成】麦谷芽 30g，党参、怀山药各 15g，茯苓 10g，陈皮 6g，甘草 5g。

【制法用法】水煎。每日 1 剂，分 2 次服。

【功效主治】渗湿利水、健脾和胃、宁心安神、健脾补肺、益气生津。适用于脾胃不和之腹痛。

大黄方

【组成】大黄（后下）9g，枳壳 9g，延胡索 15g，甘草 5g。

【制法用法】浓煎成 100ml，于术后 6 小时服。每次 20ml，2 小时 1 次，连服 2 剂。

【功效主治】止痛、消积、健脾和胃。适用于妇科术后腹痛。

麦芽楂炭方

【组成】麦芽、楂炭各 6g，厚朴 5g，枳实、陈皮、砂仁、泽泻各 3g。

【制法用法】水煎。每日 1 剂，分 2 次服。

【功效主治】行气消积、利水渗湿、泄热通淋。适用于食积腹胀。

萝卜籽方

【组成】萝卜籽 50g。

【制法用法】微炒，加水 1 碗，煎滚 3 次服。每日 2~3 次。

【功效主治】消食、理气。适用于腹胀痛。

西瓜方

【组成】西瓜 1 个，蒜适量。

【制法用法】将西瓜切去顶 1 片，挖去 3 成穰，入蒜以满为度，将原顶盖之，盛砂锅内蒸熟。吃尽瓜蒜汤。

【功效主治】行滞气、暖脾胃、消癥积。适用于腹胀痛。

蔻仁木香方

【组成】蔻仁、木香各 6g，竹叶、大腹皮各 15g，莱菔子（炒）30g，木香 6g，沉香 3g，生姜皮 9g。

【制法用法】水煎内服。每日 1 次。

【功效主治】行气止痛、调中导滞。适用于腹胀痛。

白芍茯苓方

【组成】白芍、茯苓、丹参各 15g，白术、泽泻、枳实、当归各 12g，川芎 9g，肉桂 6g。

【制法用法】水煎服。每日 1 剂。

【功效主治】养血和营、缓急止痛、补血活血。适用于寒积、虫积、气滞所致腹痛。

良姜陈皮方

【组成】高良姜 25g，陈皮 5g。

【制法用法】将姜切片与陈皮煮米粥。每日 1 次。

【功效主治】温中散寒、理气止痛。适用于寒冷腹痛。

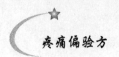

甘松粳米方

【组成】甘松 5g，粳米 50~100g。

【制法用法】将甘松洗净另煎汁，粳米煮成汁时兑入甘松汁，再煮 10 分钟即可食用。每日 1 次。

【功效主治】理气止痛、醒脾健胃。适用于气郁腹痛。

白萝卜蔗糖方

【组成】白萝卜 2 份，蔗糖 1 份。

【制法用法】共捣成糊。每次服 5~10ml，每日 3 次，连服 2~3 日。

【功效主治】顺气、止痛、适用于腹痛、腹泻。

红糖茶

【组成】红茶 3g，红糖 15g。

【制法用法】沸水冲泡，趁热饮服。

【功效主治】补中益气、健脾胃、暖胃。适用于受寒腹痛、小腹冷痛。

干姜乌梅茶

【组成】绿茶 5g，干姜丝 10g，乌梅肉 5g。

【制法用法】将上料放壶内，烧沸水浸泡 10 分钟，代茶饮服。每日 1 剂。

【功效主治】消食止泻、扶正悦脾、清利湿热。适用于肠炎腹痛、泄泻、纳呆、乏力等。

莲花茶

【组成】绿茶 3g，莲花 6g（取 7 月间含苞未放的花蕾或已开之花，阴干）。

【制法用法】共为细末。用滤泡纸包装成袋泡茶，或取末冲泡亦可。每日 1 剂，以沸水冲泡 5 分钟后饮服。

【功效主治】活血祛瘀、消积止痛。适用于瘀血腹痛。

赤芍茶

【组成】绿茶 1~2g，赤芍 9~15g，甘草 5g。

【制法用法】先将赤芍、甘草加水 1000ml，煮沸 15 分钟，再加入绿茶。分 5 次温服。

【功效主治】清热凉血、活血祛瘀、益气补中、缓急止痛。适用于胃肠痉挛性腹痛。

干漆散

【组成】干漆 30g，芫花、木香、槟榔、肉豆蔻各 15g，当归、桂心、青橘皮各 0.9g。

【制法用法】上 8 味，捣为散。不拘时，以热酒调下 3g。

【功效主治】破瘀消积、止痛、解毒杀虫。适用于妇人小腹疼痛。

木香散

【组成】木香、青橘皮、枳壳、桂心、五味子各 0.9g，诃黎勒皮、前胡各 30g。

【制法用法】上 7 味，捣筛为散，每服 9g，以水一碗，入生姜 0.15g，煎至多半碗，去滓，不拘时，稍热服。每日 1 剂。

【功效主治】行气止痛、疏散风热。适用于小腹疼痛。

木香丁香散

【组成】木香 15g，丁香 15g，乳香 15g，茴香子 15g，桂心 0.9g。

【制法用法】上 5 味，捣为散，入研。每服以炒生姜热酒调下 3g，不拘时服之。每日 1 剂。

【功效主治】行气止痛、温中降逆、温肾助阳。适用于小腹疼痛。

木香干姜散

【组成】木香、干姜、茴香子、桃仁、桂心、槟榔、青橘皮、鸡舌香、荜澄茄各 0.9g。

【制法用法】上 9 味，捣为散，每服不拘时，以热酒调下 3g。每日 1 剂。

【功效主治】行气止痛、温中散寒、调中导滞。适用于腹部冷痛。

立应散

【组成】香附子、高良姜各等份。

【制法用法】上 2 味为细末，每 6g，汤点服。每日 1 剂。

【功效主治】理气解郁、驱寒止痛。适用于腹痛。

四逆汤

【组成】甘草 6g，熟附子 12g，干姜 9g。

【制法用法】上 3 味，研碎，水煎服。每日 1 剂。

【功效主治】益气补中、缓急止痛、泻火解毒、散寒除湿。适用于伤寒下利，腹痛。

黄芪芍药汤

【组成】黄芪、肉桂、干姜、芍药各 20g，甘草、当归各 30g。

【制法用法】上 6 味，粗捣碎，每服 6g，水一碗半，煎至八分，去滓。温服，空腹早晚各 1 次。

【功效主治】温中散寒、缓急止痛、泻火解毒。适用于寒冷腹痛。

四物当归汤

【组成】当归 20g，肉桂、甘草、干姜各 30g。

【制法用法】上 4 味，粗捣筛，每服 6g，水一碗，煎至多半碗，去滓，温服，空腹早晚各一次。

【功效主治】益气补中、缓急止痛。适用于寒冷腹痛。

四物苦楝汤

【组成】四物汤 12g，延胡索、苦楝（炒）各 30g。

【制法用法】上 3 味，研碎，水煎服，每服 30g。每日 1 剂。

【功效主治】活血散瘀、理气止痛。适用于脐下虚寒腹痛。

半夏汤

【组成】半夏、甘草、陈橘皮、肉桂各 15g，人参、白术各 30g，大腹皮子 2 枚（微煨）。

【制法用法】上 7 味，研碎，每服 6g，水一碗半，入生姜 3 片，煎至多半碗，去滓，空腹温服。每日 1 剂。

【功效主治】益气补中、缓急止痛。适用于腹痛。

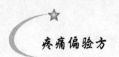

当归芍药散

【组成】当归、芍药、川芎各 30g，干姜 0.3g。

【制法用法】上 4 味为末，每服 6g，温酒调下。每日 1 剂。

【功效主治】补血活血、理气止痛。适用于腹痛。

当归汤

【组成】当归 60g，甘草、柑皮 40g，附子（先煎，久煎）20g，干姜 9g。

【制法用法】上 5 味，研碎，以水 6000g，煮取 1000ml。每日 1 剂。

【功效主治】益气补中、缓急止痛、温中散寒。适用于久寒腹痛。

当归莪术丸

【组成】当归、莪术各 30g，硇砂、桂心、没药各 15g。

【制法用法】上 5 味，捣为末，用醋一大碗，银器内以慢火熬成膏，入药末和丸，如梧桐子大。每日空腹晚食前，以醋汤下十丸。

【功效主治】补血活血、补气止痛。适用于妇人血气不和，小腹冷痛。

刘寄奴散

【组成】刘寄奴、当归、桂心、川芎、牛膝、琥珀各 30g。

【制法用法】上 6 味，捣为散，每服不拘时，以温酒调下 6g。每日 1 次。

【功效主治】破瘀通经、缓急止痛、消食化积。适用于妇人血气，小腹疼痛。

川芎散

【组成】川芎、莎草根、莪术（炒）各 15g，乌药 30g。

【制法用法】上 5 味，捣罗为散，温酒调下 6g。每日 1 次。

【功效主治】行气破血、消积止痛。适用于冷气攻冲，腹刺痛。

川芎汤

【组成】川芎、当归、甘草、黄芩、芍药各 20g，杏仁 20 枚（去皮，炒），干姜、肉桂各 10g。

【制法用法】上 8 味，粗捣筛，每服 6g，水一碗半，煎至八分，去滓，空腹晚临卧温服。每日 1 次。

【功效主治】温中散寒、消积止痛。适用于腹痛。

没药散

【组成】血竭、没药、桂心、当归、蒲黄、红花、木香、延胡索、干漆（炒）赤芍各等份。

【制法用法】上 10 味，为细末，每服 6g，热酒调下，食前服。每日 1 剂。

【功效主治】散瘀定痛、活血益气。适用于脐腹撮痛及产后恶露不行。

没药延胡索散

【组成】延胡索、海带各 15g，没药 12g，高良姜 9g。

【制法用法】上 4 味，为细末，每服 9g，温酒调服，不拘时。

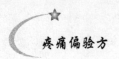

每日 1 次。

【功效主治】活血散瘀、理气止痛。适用于急腹痛。

应痛丸

【组成】乳香、五灵脂、没药各 15g，制川乌 15g。

【制法用法】上 4 味为末，面糊为丸，如梧桐子大，每服热水吞下 20 丸。每日 1 次。

【功效主治】活血止痛、化瘀止血、消积解毒。适用于一切腹部刺痛。

芫花丸

【组成】芫花（醋拌炒干）、桂心各 30g，硇砂、香墨、釜底墨各 0.3g，当归（微炒）0.9g。

【制法用法】上 6 味，捣为末，醋浸蒸饼和丸，如梧桐子大，每于食前服，以热酒下十九。每日 1 次。

【功效主治】泻水逐饮、补血、活血、止痛。适用于妇人小腹疼痛。

苦楝丸

【组成】苦楝、茴香、制附子各 15g。

【制法用法】上 3 味，酒煮，焙干研末，酒糊丸，梧桐子大，每 50 丸，食前温酒下。每日 1 次。

【功效主治】补火助阳、散寒除湿。适用于小腹痛。

干蝎丸

【组成】干蝎（微炒）90g。

【制法用法】捣为末，以清酒 1000g，同煎如稠膏，丸如梧桐子大，每服不拘时，以温酒下 20 丸。每日 1 次。

【功效主治】祛风止痉、通络止痛、攻毒散结。适用于腹部冷痛。

乳香散

【组成】乳香、木香、吴茱萸、没药、硇砂（细研）各 0.3g，当归、川芎各 0.9g，桂心 15g。

【制法用法】上 8 味，捣为散，每服食前，热酒调下 3g。每日 1 次。

【功效主治】活血行气、通经止痛。适用于妇人小腹冷痛。

建中汤

【组成】官桂 0.9g，芍药 45g，甘草 15g。

【制法用法】上 3 味，研碎，每服 12g，水一碗半，生姜 5 片，枣 1 个，煎多半碗，去滓，食前热服。每日 1 次。

【功效主治】散寒止痛、温经通脉。适用于腹中疼痛。

桂朴散

【组成】肉桂 0.9g，厚朴 0.9g，吴茱萸（汤洗，焙干，醋炒）15g。

【制法用法】上 3 味，捣为散，每服 6g，温酒调下。每日 1 次。

【功效主治】散寒止痛、温经通脉。适用于腹痛。

桂枝加大黄汤

【组成】桂枝 9g，生姜 9g，芍药 18g，甘草 6g，大黄 3g，大

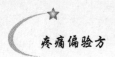

枣2枚。

【制法用法】上6味，研碎，水煎服。每日1次。

【功效主治】散寒解表、温通经脉、理气止痛，适用于腹胀腹痛。

调中丸

【组成】干姜3g，人参、白茯苓、甘草、白术各15g。

【制法用法】上5味，捣为末，炼蜜和丸，如梧桐子大，每服30丸，空腹温枣汤下。每日1次。

【功效主治】温中散寒、回阳通脉。适用于腹部冷痛。

凌霄花散

【组成】凌霄花、桂心、赤芍各15g，当归、木香、没药各30g。

【制法用法】上6味，捣为散，每服不拘时，以热酒调下3g。每日1次。

【功效主治】清热凉血、化瘀散结、祛风止痛。适用于妇人久积风冷，气血不调，小腹疼痛。

黄芩芍药汤

【组成】黄芩、白芍、甘草各等份。

【制法用法】上3味等份，研碎，水煎加生姜。每日1次。

【功效主治】清热泻火、燥湿解毒。适用于腹痛。

紫桂丸

【组成】紫桂心、芸苔子、干姜各30g。

【制法用法】上3味，捣为末，用醋煮面糊和丸，如梧桐子大，每服不拘时，以醋汤下5丸子。每日1次。

【功效主治】行气祛瘀、消肿散结。适用于妇人小腹疼痛。

琥珀散

【组成】琥珀、没药、当归、赤芍、牡丹皮、延胡索、蒲黄、莪术、桂心各 15g。

【制法用法】上 9 味，捣为散，不拘时，以温酒调下 3g。每日 1 次。

【功效主治】镇惊安神、散瘀止痛、利水通淋。适用于妇人血气攻腹，疼痛不止。

槟榔丸

【组成】槟榔、赤芍、肉桂、干漆、京三棱、莪术各 15g。

【制法用法】上 6 味，捣为末，醋煮面糊，丸如鸡头大，每服 1 丸，不拘时。每日 1 次。

【功效主治】破血行气、消积止痛。适用于腹部冷痛。

蜜附汤

【组成】制附子（先煎）15g，桂心 0.9g，芍药 0.9g，甘草（炙）12g。

【制法用法】上 4 味，剉散，每服 12g，水一碗，姜 5 片，枣 2 枚，煎多半碗，去滓，食前服。每日 1 次。

【功效主治】回阳救逆、补火助阳、散寒止痛。适用于腹痛。

姜桂饮

【组成】高良姜、肉桂各等份。

【制法用法】上 2 味为末，每服 6g，米汤趁热调下。每日 1 次。

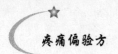

【功效主治】温中散寒、理气止痛。适用于腹痛。

追气丸

【组成】芸苔子、桂心各 30g，高良姜 15g。

【制法用法】上 3 味为细末，醋糊丸如梧桐子大，每服 5 丸，不拘时，淡醋汤下。每日 1 次。

【功效主治】行气祛瘀、温中散寒、理气止痛。适用于妇人小腹疼痛。

荜茇粥

【组成】荜茇 0.3g，胡椒 0.3g，桂心 0.3g，粟米 450g。

【制法用法】上 4 味，煮作粥，下荜茇等末，搅和，空腹食之。每日 1 次。

【功效主治】温中散气、下气止痛、止泻、开胃、解毒。适用于冷气攻腹疼痛。

硇砂丸

【组成】硇砂 15g，干蝎 0.3g，桃仁（汤浸，研如膏）30 枚。

【制法用法】上 3 味，捣为末，入桃仁同研，以酒煮面糊和丸，如绿豆大，每服不拘时，以生姜热酒下 10 丸。每日 1 次。

【功效主治】祛风止痉、通络止痛。适用于腹部冷痛。

二、外用偏验方

大黄山栀芒硝方

【组成】大黄、山栀、芒硝各 10g。

【制法用法】共为细末，加入 75％乙醇 10ml，蓖麻油 30ml，调为糊状，贴敷于疼痛处，包扎固定。每日 1 剂。

【功效主治】泻热、润燥、止痛、软坚。适用于多种疾病引起的腹痛。

苦瓜方

【组成】苦瓜 20g。

【制法用法】洗净后捣烂外敷贴小腹痛处。每日 1 剂。

【功效主治】清暑涤热、解毒。适用于腹痛。

二姜方

【组成】鲜生姜 1 块，良姜 1.5g，盐 500g。

【制法用法】前 2 味捣烂，放口内含热，置脐部，再用炒盐布包熨脐中。凉时再换，不痛为止。

【功效主治】散寒解表、理气止痛。适用于腹痛。

胡椒方

【组成】胡椒 10g，干姜 8g，雄黄 3g，吴茱萸 12g。

【制法用法】共为细末，调拌姜汁成膏，外敷腹部两侧。每日 1 次。

【功效主治】温中散气、下气止痛、止泻、开胃、解毒。适用于腹痛。

荜茇方

【组成】荜茇 50g。

【制法用法】研细末，酒水各半煎干，搓成饼状数个，外敷脐部。每日 1 次。

【功效主治】温中散寒、下气止痛。适用于虚寒腹痛。

附子方

【组成】盐制附子 10g。

【制法用法】上药研末备用。用时将药末填脐内，外用纱布包扎，并用暖水袋热敷。24 小时后去药或以痛消为度。

【功效主治】回阳救逆、补火助阳、散寒除湿。适用于寒泻腹痛。

腹痛方

【组成】食盐 1000g，或麸皮 250g，或姜渣 500g

【制法用法】上药上过炒热，布包，遍敷腹部。一般先由上而下，由右至左，冷则易之。

【功效主治】适用于寒冷腹痛。

枯矾方

【组成】枯矾 6g，胡椒每岁 1 粒，葱白 5 寸，大枣 1 枚。

【制法用法】前 2 味研末，大枣去核，葱白连须用，诸药混合，捣如膏。取药膏约 5 分硬币略大而稍厚，贴于神阙、天枢、关元穴，盖以纱布，胶布固定。每日 1 次。

【功效主治】散寒解表、降逆止痛。适用于实寒腹痛。

吴茱萸干姜丁香方

【组成】吴茱萸、干姜、丁香各 50g，小茴香 75g，肉桂、硫黄各 30g，山栀子 20g，胡椒 5g，荜茇 25g。

【制法用法】上方共研细末备用，用时每次取药末 25g（小儿用 15g），加等量面粉和匀，用温水调为糊状，敷脐上，外用纱布包扎固定，并以暖水袋热敷。每日换药 1 次。

【功效主治】补肝肾、涩精气、止疼痛。适用于脾肾阳虚，阴寒内盛所致的腹痛腹胀。

川椒乌梅方

【组成】川椒 30g，乌梅 30g。

【制法用法】上药炒熨痛处并热敷脐部。每日换药 1 次。

【功效主治】温中止痛、杀虫止痒。适用于虫积腹痛。

吴茱萸方

【组成】吴茱萸 30g。

【制法用法】将吴茱萸研成细粉，加入适量生姜汁、黄酒煎熬成膏状，敷贴于痛处。每日 1 次。

【功效主治】补肝肾、涩精气、固虚脱。适用于寒滞肝脉之少腹痛。

吴茱萸生姜方

【组成】吴茱萸 12g，生姜 12g。

【制法用法】上方共捣如糊状，摊敷脐上盖油纸或塑料薄膜，胶布固定。每日换药 1 次。

【功效主治】散寒解表、补肝肾。适用于寒证腹痛。

艾叶方

【组成】艾叶 60g，生姜 6g，花椒叶 6g。

【制法用法】上方共捣烂，酒炒如糊状，敷脐部，外盖以纱布或塑料薄膜，胶布固定。每日换药 1 次，痛止为度。

【功效主治】散寒解表、杀虫止痛。适用于寒证腹痛。

肉桂吴萸方

【组成】肉桂、吴萸各等份。

【制法用法】上方共研细末，用适量凡士林调成膏状，用时将适量药膏涂于纱布中央，约长宽各 2cm 大小，稍烘加热后对准脐部贴敷。24 小时换药 1 次。

【功效主治】补火助阳、引火归原、散寒止痛、温经通脉。适用于阑尾切除术后之腹胀。

竹叶防风吴萸子方

【组成】竹叶、防风、吴萸子各适量。

【制法用法】上药共捣烂为糊状，敷于脐上，固定。每日 2 次。

【功效主治】清热除烦、祛风解表、胜湿止痛。适用于腹胀腹痛。

厚朴枳实方

【组成】厚朴、枳实各等份。

【制法用法】将上药混合，研为粗末，用 60% 的酒精提取有效成分，取适量纳入神阙穴，外用胶布固定。7 天换药 1 次。

【功效主治】行气消积、破气消积。适用于腹痛。

生姜汁

【组成】生姜 250g。

【制法用法】将鲜生姜捣碎，挤出姜汁，炒烫后装入布袋热熨腹部。待凉后，兑入姜汁，再炒烫，复熨之。每日 2~3 次。

【功效主治】散寒解表、降逆止呕。适用于寒证腹痛。

陈香橼方

【组成】陈香橼 6g，猪肚半个，鸡内金 9g，砂仁 3g，沉香 3g，生姜 60g，大蒜 3 瓣。

【制法用法】上药共捣碎，做成饼状贴脐眼。每日 2~3 次。

【功效主治】理气降逆、健胃消食。适用于腹胀腹痛。

艾叶牡荆方

【组成】鲜艾叶、鲜牡荆嫩叶各 50g，茶油 10g，盐少许。

【制法用法】上方共为成人 1 次药量，儿童用量酌减。用时先将鲜艾叶和鲜牡荆叶捣碎，放铁锅内加茶油、盐，用文火炒热，放大块纱布中包裹成如拳头大，放脐窝上，外以绷带固定，冷时取下再炒热重复使用。连用 2~3 次。

【功效主治】理气血、逐寒湿、温经、止痛。适用于腹胀腹痛。

鲜生姜方

【组成】鲜生姜 250g。

【制法用法】捣烂挤汁，再炒烫，熨敷腹部。每日 2~3 次。

【功效主治】散寒解表、和胃止痛。适用于受寒之腹痛。

白芥子方

【组成】白芥子 30g，公丁香 10g，肉桂 10g，白胡椒 30g。

【制法用法】共为细末。将药粉分 3 份，每次取 1 份，醋调外敷脐周。2 小时换药 1 次。

【功效主治】温中降逆、温肾助阳、散结止痛。适用于腹痛。

玉抱肚

【组成】针砂 12g，白矾 15g，硇砂 3g，粉霜 0.15g。

【制法用法】白矾等 3 味同研为细末，与针砂拌，只作一服，用水数点和成膏，用匙拌摊匀在厚皮纸上，宽二寸以上，长四五寸贴之，外以纱布包系痛处，或常系脐下，如觉太热，以衣衬之外。若药力过，再洒水如前拌用，其热如初。可用四五次，药力退，即将针砂再炒过，另外入余药，仍可用。每日 1 剂。

【功效主治】祛寒燥湿、解毒杀虫、止泻止痛。适用于沉寒痼冷之脐腹痛。

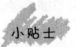

小贴士

引发女性小腹疼痛的原因

女性朋友不应对小腹痛听之任之，更不应自作主张，乱用止痛药，要知道，在小腹痛的表面之下，可能隐藏着很多健康隐患。

1. 小腹长期疼痛

有的小腹痛并不一定是在经期才出现，且伴有坠胀感觉和白带增多等情况，那么，就有可能是子宫内膜炎或慢性盆腔炎的症状。

2. 突发性小腹痛

突然发生的小腹痛往往预示着某种急性发作的疾病，此类疾病通常病情凶险，一旦延误病情，有可能导致恶化，甚至威胁生命。引起突发小腹痛的妇科疾病主要有宫外孕和急性盆腔炎等。

3. 小腹痛原因——子宫内膜异位症

子宫内膜异位症患者每月例假期间小腹剧烈疼痛，同时经前也出现轻微疼痛。子宫内膜异位症是指有活力的子宫内膜组织在正常子宫腔被覆黏膜以外的部位生长所致的疾病。

4. 小腹痛原因——卵巢囊肿

卵巢囊肿是指子宫内有包裹积液的肿块，卵巢囊肿也可引起小腹疼痛。

5. 小腹痛原因——痛经

痛经是指在月经前后或期间出现的小腹部痉挛性疼痛。不少女性在痛经的同时伴有精神紧张、抑郁、情绪波动等，痛经严重时，还会伴随面色苍白、出冷汗、手足发冷、恶心、呕吐，甚至晕厥、虚脱等。

如果你正遭受小腹痛困扰，应该及时就医，并向医生尽可能准确、详细地描述小腹痛的特点，帮助医生在最短的时间内，找到小腹痛的原因，争取时间，及时治疗，以防疾病迁延恶化。

第四章　坐骨神经痛

　　坐骨神经痛是由各种不同病因引起的沿坐骨神经通路及其分布区发生疼痛的一个综合病症。可分为原发性和继发性坐骨神经痛。其临床特点是一侧臀部、大腿后侧、小腿后外侧和足外侧部的持续性钝痛，并有发作性加剧。属中医学"痹证""腰腿痛"范畴。

　　（1）寒湿外袭　下肢拘急疼痛，邪犯足少阳疼痛多沿腰腿外侧放射，邪犯足太阳多沿腰腿后侧放射。遇寒加剧，得热则舒，局部常有冷感，入夜尤甚，或肢体重着不移，伴肌肤不仁。脉沉涩或紧，苔薄白或白腻。

　　（2）肝肾不足　腰腿酸软乏力，筋脉时有牵引拘急，步履困难；过劳则疼痛加重，卧时痛减，烦躁盗汗，头晕耳鸣，面赤火炎，夜尿频多，大便干结。脉细或细数，舌红少苔。

　　（3）气血瘀滞　病程久长，反复发作或跌仆损伤。疼痛剧烈，痛如针刺或疼痛麻木，患肢不可屈伸，按压腰腿后外侧之经络穴位，多有明显压痛。脉细涩或沉迟，舌上多见紫色瘀斑。

一、内服偏验方

新方桂枝汤

【组成】桂枝 30g，白芍、黄芪各 15g，当归、川牛膝、独活各 10g，生姜 3~5 片，甘草 5g，大枣 5 枚。

【制法用法】水煎服。每日 1 剂。

【功效主治】除湿散寒、温通经脉。主治风寒湿痹，治疗坐骨神经痛。

桂枝方

【组成】桂枝 30g，生黄芪 20g，山萸肉 15g，川断、独活、当归、白芍各 10g。

【制法用法】水煎服。每日 1 剂。疼痛甚者，开始可每日服 2 剂，待病情稳定后，改为每日 1 剂。

【功效主治】补气固表、托毒止痛、散寒解表。治疗坐骨神经痛。

加味芍甘汤

【组成】白药、赤芍、甘草各 30g，鸡血藤、牛膝各 25g。

【制法用法】加白酒适量，水煎服。每日 1 剂，分 2 次服。

【功效主治】清热解毒、祛风止痛、凉血止血。治疗坐骨神经痛。

加味桂乌汤

【组成】白芍、丹参各 30g，桂枝 12g，制川乌、炙甘草各 9g。

【制法用法】水煎服。每日 1 剂，分 2 次服。

【功效主治】祛湿散寒、温经通脉、化瘀止痛。

穿山龙炖母鸡

【组成】穿山龙 30g，钩藤 20g，五加皮根 20g，威灵仙 15g，花椒根 15g，3~5 年的母鸡 1 只。

【制法用法】诸药和母鸡放入 2000ml 水中炖，取其汤为 3~5 次服。每周服 1 剂，一般连服 3~5 剂可见效。

【功效主治】祛风除湿、活血通络、止痛。适用于坐骨神经痛。

祁蛇蜈蚣全蝎方

【组成】祁蛇（或乌梢蛇）、蜈蚣、全蝎各 10g。

【制法用法】焙干研成粉，分成 8 包。首日上、下午各服 1 包，以后每日上午服 1 包，7 日 1 疗程。疗程间隔 3~5 日。

【功效主治】活血化瘀、舒经通络。适用于坐骨神经痛。

麻黄方

【组成】麻黄 20g，薏苡仁 50g，党参、木通、甘草各 15g。

【制法用法】水煎 2 小时以上。每日 1 剂分 2 次服，4 日 1 疗程。

【功效主治】舒筋除痹、营养神经、利水消肿。适用于坐骨神经痛。

老鹳草方

【组成】老鹳草 30g。

【制法用法】水煎。1 日服完。

【功效主治】祛风通络、活血、清热利湿。主治筋骨酸楚，跌打损伤。

二、外用偏验方

三药一盐方

【组成】川牛膝、五加皮、当归各 25g，盐 250g。

【制法用法】上药混合后用火炒热装入帆布袋内，外用毛巾包好。放在臀部压痛点处，热敷 30 分钟。凉后再用火炒热，反复熨敷。

【功效主治】强筋骨、活血通经、止痛。治疗风寒湿型坐骨神经痛。

丝瓜络方

【组成】丝瓜络 30g，地龙 20g，莱菔子 12g。

【制法用法】共捣烂后外敷贴痛处。每日 1 次。

【功效主治】通经活络、解毒消肿。适用于坐骨神经痛。

姜椒方

【组成】干姜 60g，干辣椒 30g，乌头 20g，木瓜 5g。

【制法用法】上药加水 2000ml，煮 30~40 分钟，趁热熏，水温后以纱布蘸药汁热敷患部。反复 2~3 次，每日 2 次，7 日 1 疗程。

【功效主治】温中散寒、活血消肿。适用于坐骨神经痛。

乌头醋方

【组成】生乌头 25g，醋适量。

【制法用法】上药加醋磨成糊状，入砂锅内熬至酱色为度（100℃约2分钟），摊于布上厚约0.5cm，贴敷痛处。每日换药1次，至愈为止。

【功效主治】散寒止痛。适用于坐骨神经痛。

制川乌制草乌方

【组成】制川乌、制草乌各20g，透骨草、肉桂、延胡索各15g，红花、威灵仙各10g，吴茱萸5g，松香200g，樟脑50g。

【制法用法】将松香、樟脑水浴法溶化，余药压极细粉，过120目筛，加樟脑、松香水溶液中，搅拌均匀，即成稠膏状，趁热摊于细帆布或薄人造革上（内面），使成一定大小和形状，折合备用。用时微烘后外贴患处，1~2天后觉皮肤发痒时起下，过1天重复贴用，7贴为1疗程。

【功效主治】活血通经、祛瘀止痛。适用于坐骨神经痛。

毛茛全草方

【组成】毛茛全草60~120g。

【制法用法】洗净切碎，捣烂外敷。贴环跳、风市、委中、承山、昆仑等穴。每次1~3个穴交替使用，贴药1~4小时后，局部有烧灼感时取下，烧灼感多发生30~60分钟内。用药后1~2日局部红肿疼痛，2日后发生水泡，疼痛加剧，将水泡挑破，用消毒纱布覆盖。

【功效主治】利湿消肿、止痛、退翳。适用于坐骨神经痛。

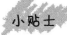

小贴士

坐骨神经痛的日常护理和预防

1. 防止风寒湿邪侵袭。风寒湿邪侵袭人体可使气血受阻，经络不通。既是引起坐骨神经痛的重要因素，又是导致坐骨神经痛病情加重的主要原因。

2. 防止细菌及病毒感染。原发性坐骨神经病也就是坐骨神经炎，主要是由于感染或中毒直接损害坐骨神经而引起。

3. 注意饮食起居调养。注意锻炼身体，运动后要注意保护腰部和患肢，内衣汗湿后要及时换洗，防止潮湿的衣服在身上被焐干，出汗后也不宜立即洗澡，待落汗后再洗，以防受凉、受风。饮食有节，起居有常，戒烟限酒，增强体质，避免或减少感染发病机会。

4. 治疗本病的药物对胃均有一定的刺激作用，严重胃病者宜慎用。

5. 孕妇使用内治法宜慎重，以免引起流产与早产。

6. 激素类药物仅限于急性期，应避免长期服用，切忌滥用。

7. 在急性疼痛期，不要提重物和不要用腿、臂和背部用力上举重物，可推但不要拉重物。

第五章　三叉神经痛

三叉神经分布区域内面部出现阵发性电击样剧痛者，称为"三叉神经痛"，分为原发性和继发性三叉神经痛两类。临床表现多见于一侧面部，剧痛往往骤然发作，持续数秒1~2分钟，重者可出现面部抽搐。多在40岁以后发病。三叉神经痛的中医辨证分型。

（1）风寒外袭　三叉神经痛发作时面肌有紧缩感，疼痛性质可为抽搐样，程度剧烈。局部热敷可在一定程度上缓解不适症状，而遇冷风或受到风寒刺激可使症状加重。

（2）胃火上攻　疼痛发作时，面颊可感烧灼样剧痛，同时伴有烦躁不安、牙龈肿痛、口臭、大便秘结、小便短赤、胃脘胀痛等症状，患者常感口渴而喜饮。高温或高热可诱发或加重病情。

（3）肝火上炎　疼痛发作时，患侧面颊可感电击样疼痛，剧烈的疼痛频发，患者出现面红目赤，烦躁易怒，口苦咽干等症状，而发怒则会诱发疼痛的再次发作。若常为午后发作，伴有失眠健忘，颧红烦热等症状，多提示为虚火。

（4）痰瘀阻络　多见于病程长久的患者，疼痛性质多为刀割样，难以忍受。若患者感胸部胀满疼痛，呕吐流涎，面色晦暗，大便溏泻，小便稀少，多提示为痰阻；若患者感疼痛部位固定，午后加重，舌质暗有瘀斑，脉细涩，多提示为血瘀。

一、内服偏验方

板蓝根僵蚕方

【组成】板蓝根 600g，僵蚕 60g。

【制法用法】共为细末，水泛为丸，如梧桐子大。每次 10g，每日 2 次，温开水送服。

【功效主治】清热解毒、凉血、通络。适用于三叉神经痛。

桑葚方

【组成】桑葚 150g。

【制法用法】清洗后水煎。每日服 3 次。

【功效主治】补肝益肾、息风滋阴。适用于三叉神经痛。

白芍牡蛎方

【组成】白芍、生牡蛎各 30g，丹参、甘草各 15g。

【制法用法】水煎。每日 1 剂，分 2 次服。

【功效主治】平肝潜阳、软坚散结、缓急止痛。适用于三叉神经痛。

全蝎僵蚕白附子方

【组成】全蝎、僵蚕、白附子各 10g。

【制法用法】共研细末，分为 10 包。每次 1 包，每日 1~2 次，饭后以黄酒吞服，10 日 1 疗程。

【功效主治】祛风止痉、通络止痛、攻毒散结。适用于三叉神经痛。

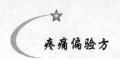

镇痛汤

【组成】生地黄 24g，白芍 20g，川芎 20g；天麻 15g，龙胆草 12g，生栀子、黄芩、柴胡、车前子、甘草各 10g，蜈蚣 2 条，全虫（研末冲服）3g。

【制法用法】水煎服。每日 1 剂，早晚各服 1 次。

【功效主治】清热凉血、缓急止痛、活血通络。适用于三叉神经痛属肝火上扰者。

止痛汤加减

【组成】细辛 3g，生石膏（先煎）15g，炙全蝎 3g，红花 9g，白僵蚕 10g，川芎 10g。

【制法用法】水煎服。每日 1 剂，早晚各服 1 次。

【功效主治】清热泻火、祛风止痛。适用于三叉神经痛属肝火上扰者。

头风三合汤

【组成】李根皮 30g，白芍 20g，地龙 15g，白附子、僵蚕各 10g，全蝎、蝉蜕、甘草各 6g。

【制法用法】水煎服。每日 1 剂，早晚各服 1 次。

【功效主治】祛风清火、化痰通络、缓急止痛。适用于三叉神经痛。

龙胆泻肝汤加减

【组成】生地黄、白蒺藜各 20g，白芍、黄芩各 15g，柴胡 12g，菊花、当归、僵蚕、地龙、蔓荆子各 10g，川芎 6g，甘草 3g。

【制法用法】水煎服。每日 1 剂，早晚各服 1 次。

【功效主治】清热凉血、泻火解毒、活血止痛。适用于三叉神经痛。

马蝎蜈僵汤

【组成】海马 3 条，蜈蚣 3 条，全蝎 6g，羌活 9g，僵蚕 10g，川芎，天麻各 12g，钩藤（后下）18g，石决明（先煎）、毛冬青各 30g。

【制法用法】水煎服。每日 1 剂，早晚各服 1 次。

【功效主治】祛风止痉、通络止痛、攻毒散结。适用于三叉神经痛。

偏头痛方

【组成】炙全蝎 15g，广地龙 15g，紫河车 10g。

【制法用法】上药先用水浸泡 30 分钟，再煎煮 30 分钟，每剂药煎 2 次，将药汁混合。每日 1 剂，分 2 次服。

【功效主治】养血平肝、祛风止痛。适用于三叉神经痛。

二、外用偏验方

全蝎地龙方

【组成】全蝎 21 个，地龙 6 条，蝼蛄 3 个，五倍子 5g，生南星、生半夏、白附子各 30g，木香 9g。

【制法用法】上药共研细末备用，每次取药末适量，加上 1/2 的面粉，用酒调成 2 个药饼敷贴太阳穴。每日 1 次，每次 20~30 分钟，7 日为 1 疗程。

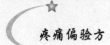

【功效主治】清热息风、通络止痛、攻毒散结。适用于三叉神经痛。

荜茇木鳖子方

【组成】荜茇、木鳖子各 5g，藿香 3g，冰片 1g。

【制法用法】荜茇、藿香漂洗烘干（80℃），木鳖子去壳取仁，四药混合精研约 1 小时，过筛，贮瓶备用。痛时，取如火柴头大体积（约 0.05g）的药末搐入痛侧鼻孔。隔 10 分钟再吸以后隔 3 小时 1 次，每日 4 次，4 天为一疗程。

【功效主治】通络止痛、消肿散结、祛毒止痛。适用于原发性三叉神经痛。

川乌草乌方

【组成】制川乌头、制草乌头各 12g，川椒、生麻黄、生半夏、生南星各 15g，片姜黄 30g。

【制法用法】上药研细末浸泡少量酒精中。2 日后取涂患处，疼痛发作时涂抹，缓解后每日 3 次。

【功效主治】祛风散寒、温经止痛。适用于三叉神经痛。

艾叶胡椒方

【组成】艾叶、胡椒各等份。

【制法用法】将上药研为细末备用，使用时将药末与鸡蛋清调成膏，睡前贴敷于患侧颊车穴，用胶布覆盖固定，次日早晨揭去。每日 1 次，至痊愈为止。

【功效主治】理气血、逐寒湿、温经止痛。适用于三叉神经痛。

缓急止痛方

【组成】白芍、赤芍各 20g，炙甘草 20g。

【制法用法】以上中药加入黄酒 100ml 和适量水煮沸后，小火煎 20 分钟。每周服用 2~3 次，坚持 1~3 个月。

【功效主治】缓急止痛、补血养阴。适用于三叉神经痛，减少疼痛发作频率。

塞耳止痛法

【组成】麝香少量。

【制法用法】把少量麝香用干净纱布包裹即可。疼痛发作时，把纱布塞入痛耳中。

【功效主治】开窍醒神、活血散结、止痛消肿。适用于三叉神经痛，并预防复发。

塞鼻方

【组成】白芷 30g，冰片 1g。

【制法用法】以上中药打成细粉末混匀，密封保存。疼痛发作时，用棉签蘸取少量粉末塞入痛侧鼻孔。

【功效主治】通窍止痛。适用于三叉神经痛。

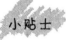 小贴士

三叉神经痛的日常防护方法

三叉神经痛的日常的防护的不可缺少的，只有做好

了防护工作，才能减少此病发作的次数。但生活中很多人不知道要如何做好护理工作，常常因为一些生活细节导致病发。

1. 患者应保持精神愉快，同时注意避免精神刺激，不要有太大的情绪波动，注意保持起居的规律。

2. 患者应注意头、面部保暖，尤其是冬天，在外出前应带好帽子手套，注意避免局部受冻、受潮，且不用太冷、太热的水洗面。

3. 患者在说话、洗脸、刷牙、吃饭的时候动作应轻柔，因为在患者的面部可能存在一个或者是多个扳机点，轻微的触碰就可能引起患者疼痛。

第六章 外伤疼痛

外伤疼痛是指外界各种因素刺激所引起的组织破坏和功能障碍所致的疼痛。本病常见于日常生活中，临床表现以疼痛为主，伴有功能障碍。与中医的"气滞痛""瘀血痛"相类似。

一、内服偏验方

金橘根方

【组成】金橘根 125g。

【制法用法】水煎服。每日 1 剂。

【功效主治】行气、散结、止痛。适用于睾丸被打剧痛。

百合叶方

【组成】百合叶 500g，红花 30g，地鳖虫 30g。

【制法用法】研末口服。每次 8g，每日 2 次。

【功效主治】润燥清热、活血、破瘀血、续筋骨。适用于跌打损伤疼痛，闪腰岔气。

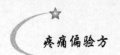

二、外用偏验方

木香麝香方

【组成】木香 3g，麝香 0.3g。

【制法用法】共研细末，吹入鼻。不拘次数。

【功效主治】行气止痛、活血通经。适用于跌打损伤、外伤性腰痛。

制草乌方

【组成】生制草乌、淀粉（或面粉）、干姜各 15g，厚朴 30g，白胡椒、食盐各 5g，冰片 3g。

【制法用法】将上混合研极细末，加入适量 75% 乙醇（或白酒）调成糊状，然后在炭火上加热，待不烫皮肤时，用纱布包裹，贴敷于患处，绷带包扎。每周 1 次，一般连用 3 次即愈。

【功效主治】祛风除湿、温经散寒、消肿止痛。适用于跌打损伤、扭挫伤之肿痛。

钩藤川椒防风方

【组成】钩藤、川椒、防风各 31g。

【制法用法】水煎浓液，用药棉蘸水洗擦患部。不拘次数。

【功效主治】温中止痛、祛风解表。适用于跌打腰痛。

鲜大蓟黄栀子方

【组成】鲜大蓟（干者 60g）120g，黄栀子 120g，黄酒 120g。

【制法用法】将大蓟和栀子放砂锅中，兑水五茶杯，煎开后

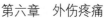

再兑入黄酒，稍煎1分钟，过滤，用新毛巾2条轮蘸药汁浸渍患处。每日3~5次，7日为1疗程。

【功效主治】凉血止血、行瘀消肿。适用于跌打摔伤，局部血肿作痛者。

制草乌南星方

【组成】制草乌12g，南星12g，细辛10g，白芷12g。

【制法用法】上药共研细末，调拌白酒，外敷患处。每日1剂。

【功效主治】祛风除湿、温经散寒、消肿止痛。适用于外伤疼痛。

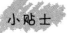

外伤疼痛的治疗方法

疼痛理论机制研究的每一进展，均给疼痛的防治带来了新的策略和措施。任何减弱细纤维传入和（或）加强粗纤维传入的措施均有助于治疗或缓解外伤疼痛。除用传统局麻药封闭或阻断传入通路的细纤维活动外，推拿、按摩、热疗、电疗等物理疗法也可缓解外伤疼痛。针灸和轻度电刺激等疗法，在外伤疼痛特别是慢性疼痛治疗上已被广泛应用。药物治疗中，除能抑制前列腺素合成的非麻醉性镇痛药（如阿司匹林）和与阿片受体结合的麻醉性镇痛药（如吗啡）等常用于止痛外，一些非固醇类抗炎药也已开始应用。参与下行抑制通路的5-羟色胺、去甲肾上腺素以及某些多肽的发现，也为控制外伤疼痛提供了新的应用前景。基于心理因素在疼痛产生与防治上的影响，安慰剂、催眠、暗示、松弛训练和生物反馈等加强正面情绪活动等心理疗法，以及其他增强信心和减轻恐惧的任何药物或处理，均有助于缓解或减轻外伤疼痛。在一些不得已的情况下采用永久性破坏或中断外伤疼痛上行解剖通路的外科手术疗法，很难达到长时缓解外伤疼痛的目的。外科医生因而日益倾向于非损伤治疗，用仪器对内源性疼痛抑制系统的有关部位（如粗纤维在其中上行的脊髓后索）进行电刺激，这种刺激疗法可产生令人鼓舞的效果。

第七章　牙痛

牙痛是牙齿因某种原因引起的疼痛，为口腔疾病中常见症状之一，遇冷、热、酸、甜等刺激时发作或加重，属中医"牙宣""骨槽风"范畴。西医学中的龋齿、牙髓炎、根尖炎、牙周炎和牙本质过敏等多有牙痛出现，任何年龄和季节均可发病。牙痛分型辨证。

（1）寒热错杂型　临床特点为齿龈疼痛，得寒得热而牙痛程度无增重或减轻。

（2）胃火型　临床特点是牙龈红肿而痛，口唇红、喜冷食，舌质红紫、苔黄或白厚，脉数。

（3）风邪型　临床的特点是不畏冷热而齿龈痒痛，甚或难忍，舌红苔白或微黄，脉浮或数。

（4）肾虚型　临床表现特点是自觉牙齿松动或觉增长而痛，或麻木不仁，小便清长或微黄，脉细或细数。

（5）龋齿型　临床特点是初期无症状，仅表现牙齿组织变白，继则逐渐变成黄褐色。后病变部位的牙齿组织变软脱失，坏成龋洞，常因食物进入龋洞受到刺激而疼痛。

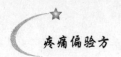

一、内服偏验方

苏叶冰糖方

【组成】苏叶 30g，冰糖 30g。

【制法用法】加水适量煎汤服。随意饮用。

【功效主治】散寒解表、理气宽中、行气止痛。适用于风火牙痛，牙龈肿痛。

马鞭草方

【组成】马鞭草 30g。

【制法用法】水煎服。每日 1 剂。

【功效主治】清热解毒、活血通经、利水消肿。适用于牙龈肿痛。

黄连、竹叶方

【组成】黄连、竹叶各 6g，生地、连翘各 12g，丹皮、升麻、当归、大黄各 10g，生石膏（先下）30g，天花粉 15g。

【制法用法】水煎服。每日 1 剂。

【功效主治】清热燥湿、消炎利尿、泻火解毒。适用于牙周炎。

鸡蛋蜂蜜方

【组成】鸡蛋 2 个，蜂蜜 100g。

【制法用法】鸡蛋去壳打匀，加入蜂蜜，开水冲。早晨空腹冷服。

【功效主治】调补脾胃、缓急止痛。适用于风热牙痛，牙龈红肿。

石膏生地方

【组成】生石膏 30g，鲜生地 12g，粉丹皮 10g，川黄连 9g。

【制法用法】水煎服。每日 1 剂。

【功效主治】解肌清热、养阴生津、凉血止痛。适用于胃火牙痛。

玄参生地方

【组成】玄参 30g，生地 30g，土牛膝 40g，细辛 2g。

【制法用法】水煎 2 次，混匀药汁。每日 1 剂，分 2 次服。

【功效主治】清热凉血、滋阴降火、解毒止痛。适用于牙痛。

砂仁黄柏方

【组成】砂仁 6g，黄柏 9g。

【制法用法】先将黄柏置水中浸泡 20 分钟，煮沸后微火煮 20 分钟，然后加入砂仁再续煎煮 15 分钟。澄出药液后，再加水煎煮 15 分钟。将 2 次煎出的药液混合浓缩至 200ml。每次 50ml 含服，每日 4 次。

【功效主治】清热燥湿、化湿开胃、泻火解毒。适用于龋齿痛，早期牙髓炎，牙龈肿胀、疼痛等。

荆芥黑豆方

【组成】荆芥 10g，炒黑豆 30g。

【制法用法】水煎服。每日 1 剂，分 2 次温服。

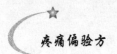

【功效主治】祛风解表、滋阴补肾、固齿。适用于牙痛。

牛膝代赭石方

【组成】牛膝 30g，代赭石 30g。

【制法用法】水煎服。每日 1 剂。

【功效主治】活血散瘀、重镇降逆、凉血止血。适用于吐血、衄血、牙龈肿痛。

玄参生地方

【组成】玄参 30g，生地黄 30g。

【制法用法】水煎服。每日 1 剂，分 2 次温服。

【功效主治】清热凉血、滋阴降火、解毒散结。适用于牙痛。

苍耳子鸡蛋方

【组成】苍耳子 10g，鸡蛋 1 个。

【制法用法】将苍耳子焙黄去壳，将苍耳子仁研细末，与鸡蛋和匀，不放油、盐，置锅内炒熟食之。每日 1 次，连服 3 天。

【功效主治】散风寒、祛风湿、止痛。适用于各种顽固性牙痛。

鸡蛋砂糖方

【组成】鸡蛋 1 个，砂糖 6g，大蒜 6g，白酒 100ml。

【制法用法】鸡蛋去壳和砂糖、大蒜及白酒同放入碗内，蒸 15 分钟，即刻服用。每日 1 次。

【功效主治】泻火解毒、杀菌。适用于牙痛、牙龈红肿者。

二、外用偏验方

丝瓜藤方

【组成】丝瓜藤 1 把，川椒 1 撮，灯芯 1 把。

【制法用法】加水浓煎。频频漱口。

【功效主治】舒筋活血、解毒止痛。适用于牙龈肿痛。

大黄方

【组成】大黄 2g。

【制法用法】浸醋含口中。每日含 3 或 4 次。

【功效主治】泻热毒、破积滞、消肿止痛。适用于牙痛。

风化硝白矾方

【组成】风化硝 3g，白矾 3g，食盐 3g。

【制法用法】加水 200ml，煎开待凉，口含漱涤。频频漱口。

【功效主治】泻热止痛、清火消肿。适用于牙槽风。

黄芩方

【组成】黄芩 30g。

【制法用法】水煎浓液，含漱。每日含 3 或 4 次。

【功效主治】清热燥湿、泻火解毒。适用于牙龈生痛。

醋方

【组成】醋 60ml，花椒 15g。

【制法用法】共煎 15 分钟，待温含漱。频频漱口。

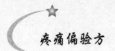

【功效主治】温中止痛。适用于牙痛。

黄芩方

【组成】黄芩 50g，玄参 20g，紫花地丁 40g。

【制法用法】加水 2500ml，煎汁待药稍凉后，含漱。频频漱口。

【功效主治】清热泻火、燥湿解毒、止痛。适用于牙齿动摇、牙痛。

雄黄方

【组成】雄黄豆大 7 粒，淮枣 7 个。

【制法用法】每 1 粒雄黄用去核枣包之，铁丝串上，于灯上烧焦，研为细末。每用少许敷于患处，以愈为度。

【功效主治】燥湿、杀虫、解毒。适用于牙痛，口臭，牙龈溃烂出血。

露蜂房方

【组成】露蜂房 1 块，纯酒精适量。

【制法用法】将蜂房放入适量纯酒精中，点火燃烧，待烧成黑灰时，用此灰涂于患牙。每日含 3 或 4 次。

【功效主治】祛风止痛、攻毒消肿、杀虫止痒。适用于龋齿牙痛。

独头蒜方

【组成】独头蒜 2~3 个。

【制法用法】去皮，放火炉上煨熟，趁热切开熨烫痛处。蒜凉再换，连续多次。

【功效主治】温中行滞、解毒杀虫。适用于牙齿疼痛。

仙人掌冰片方

【组成】仙人掌 30g，冰片适量。

【制法用法】将其捣烂呈稀糊状，加冰片适量，均匀涂在纸张上，贴敷于炎症部位。每日换药 1 次。

【功效主治】行气活血、清热解毒。适用于牙髓、牙周炎之疼痛。

梧桐子方

【组成】臭梧桐子 30g，灰面、胡椒末各适量。

【制法用法】上药捣烂，与灰面、胡椒末适量共煎饼，冷后贴在腮边。每日换药 1 次。

【功效主治】清热除火、凉血解毒。适用于牙痛。

乳香方

【组成】乳香 15g。

【制法用法】用火烧燃乳香，即有油出，急取油滴入龋齿内。每日换药 3 次。

【功效主治】活血行气、通经止痛、消肿生肌。适用于龋齿牙痛。

花椒白酒方

【组成】花椒 15g，白酒 50g。

【制法用法】将花椒泡在酒内约 10~15 日，过滤去渣，用药棉蘸药酒，塞蛀孔内可止痛。每日换药 3 次。

【功效主治】温中止痛、除湿、杀虫。适用于虫蛀牙痛。

附子方

【组成】食盐 3g，附子 1 个。

【制法用法】共捣烂和匀，用布扎敷足心。每日换药 1 次。

【功效主治】祛除寒湿、散寒止痛。适用于牙痛。

旱莲草方

【组成】旱莲草 31g，骨碎补 31g，青盐 3g。

【制法用法】共研细末，用时取少许药粉摩擦牙龈。每日 3 次。

【功效主治】活血止痛。适用于牙痛。

韭菜根方

【组成】韭菜根 10g，花椒 20 粒，香油少许。

【制法用法】洗净，共捣如泥状，敷病牙侧面颊上。每日 3 次。

【功效主治】散瘀活血、止血止泻、助肝通络。适用于龋齿牙痛。

蜗牛壳方

【组成】蜗牛壳 30g。

【制法用法】烧后研细末敷患处。每日 3 次。

【功效主治】补气、消肿。适用于龋齿牙痛。

生地冰片方

【组成】生地 12g，冰片 12g。

【制法用法】共捣为丸，将丸放于龋洞内。每日 3 次。

【功效主治】清热凉血、消肿止痛。适用于龋齿牙痛。

雄黄五倍子方

【组成】雄黄 1.5g，五倍子 3g。

【制法用法】将雄黄入五倍子内，以火煅之，研末，装瓶备用。用时取药粉少许涂擦患处。每日 3 次。

【功效主治】杀虫、止血、解毒。适用于牙痛。

皂荚青盐方

【组成】皂荚、青盐适量。

【制法用法】将皂荚内以青盐填充，烧存性，研为细末，敷于痛处。每日换药 1 次。

【功效主治】祛风止咳、开窍通闭、杀虫散结。适用于牙痛。

樟脑川椒方

【组成】樟脑、川椒各 3g，细辛 2g。

【制法用法】上药研极细末，放铜勺内，茶盅盖，稠面封严四周，勿令透气，放在微火上烧约 15~20 分钟，觉樟脑气透出即取起，放在地上候冷，揭开。将附于茶盅底的霜药取下，入磁瓶收贮，用时取少量霜药塞痛处。每日 3 次。

【功效主治】温中止痛、杀虫止痒。适用于龋齿牙痛、风火牙痛。

虎杖甘草方

【组成】虎杖 25g，生甘草 5g。

【制法用法】浸泡于 75% 酒精 500ml 中，泡半月左右，滤去药渣，装瓶备用。用时取药棉蘸少许药液，搽于牙痛处龈肉，约5~10分钟后再涂1次，涂药后口水吐出。一般1~6次可以止痛。

【功效主治】活血散瘀、祛风通络、清热解毒。适用于多种牙痛疾患。

斑蝥生白芥子方

【组成】斑蝥、生白芥子各等份。

【制法用法】上药分别研细末，和匀，以30%二甲基亚砜适量调成软膏，用时取软膏如麦粒大一团，置于2cm×2cm胶布中心，贴于健侧列缺、阳溪穴上，待觉有胀痛时揭去，一般水疱发出后牙痛即逐渐停止。每日换药1次。

【功效主治】攻毒蚀疮、逐瘀散结、拔毒消肿。适用于牙痛。

紫皮蒜方

【组成】鲜紫皮蒜1头。

【制法用法】将蒜捣泥，贴双手合谷穴上，固定40分钟，以皮肤不起疱为度。每日1次。

【功效主治】杀菌、驱虫。适用于牙痛。

荔枝方

【组成】荔枝肉1颗，食盐少量。

【制法用法】将食盐放荔枝肉上，贴患牙处。每日换药1次。

【功效主治】生津、益血、理气、止痛。适用于牙痛。

旱莲草方

【组成】旱莲草31g，骨碎补31g，青盐3g。

【制法用法】上三药共研极细末，用时取少许药粉摩擦牙龈。每日 3 次。

【功效主治】滋补肝肾、凉血、止血。适用于牙齿松动，须发早白，腰膝酸软。

轻粉方

【组成】轻粉 0.03g，独蒜 1 粒（或去膜蒜瓣 5g）。

【制法用法】将蒜捣烂如泥和轻粉搅拌均匀，嘱病人左右两手虎口交叉，一手的拇指押在另一手的虎口上，拇指按压之处，敷上药膏（男左女右），用贝壳盖上，并用绷带固定，敷药处略有烧灼感时，去贝壳与药膏。每日换药 1 次。

【功效主治】杀虫攻毒、止痒止痛。适用于龋齿牙痛。

含漱方

【组成】大蒜，陈醋，高度白酒适量。

【制法用法】大蒜切成碎末，加入等量的陈醋和白酒混匀。把混合汁含在嘴里保持 3~5 分钟后吐出，每天 2~3 次。

【功效主治】杀菌、消积、解毒、杀虫。适用于牙痛。

二辛煎

【组成】北细辛 9g，生石膏 30g。

【制法用法】上 2 味药水煎 2 次，将 2 次药液混合。趁热频漱。

【功效主治】清热泻火止痛。适用于风火牙痛，胃火牙痛。

风火牙痛方

【组成】生石膏 30g，高良姜 10g，细辛 4g，荜茇 6g，薄荷 10g。

【制法用法】先将石膏压为细末，再与另 4 味药捣为粗末，贮于容器中封闭。用时每取药末 20g，放入杯中，以开水 200ml 浸泡，盖压，待冷去滓频频含漱。

【功效主治】解肌清热、温中散寒、消肿止痛。适用于肺胃积热或外感风热之邪所致牙龈红肿、齿根作痛。

闻药治牙痛

【组成】荜茇 10g，高良姜 5g，细辛 4g，冰片 3g。

【制法用法】上药共研极细末，过筛装瓶备用。牙痛时取药粉少许，塞入鼻孔内用力吸入。左齿痛吸入左鼻，右齿痛吸入右鼻，疼痛剧烈者，可两鼻同吸。

【功效主治】温中散寒、理气止痛。适用于治疗各种牙痛。

搐鼻散

【组成】细辛（去叶）、皂角（去皮）各 30g，半夏（生用）15g。

【制法用法】共研极细末，瓷瓶收藏，防止受潮。先将鼻涕拭净，取黄豆大小药末吸入，左齿痛吸入左鼻，右齿痛吸入右鼻，疼痛剧烈者可两鼻同吸。眼泪出则痛止。

【功效主治】豁痰开窍。适用于牙髓炎，主治中风证或诸喉证，牙关紧闭，不省人事。

威灵仙方

【组成】威灵仙 150g，细辛 30g，蓖麻仁 200g，五倍子 200g，白芷 50g，羌活 50g。

【制法用法】上药共研细末，过筛装瓶备用。用时取一空心胶囊，装满以上药末，将其一端针刺几个孔，有孔端向内，放置于牙痛侧的外耳道内，留置10~25分钟取出，疼痛即止。

【功效主治】散寒、祛风通络、止痛。适用于多种牙痛。

小贴士

牙痛的预防方法

1.用温水刷牙、温茶水漱口。因为牙髓神经对温度比较敏感，尤其是患有牙齿磨损，牙本质暴露的牙齿，一遇冷刺激就可引起牙痛，而温水对牙齿来说是一种天然的保护剂，可防治过敏性牙痛；茶水含氟，常用温热茶水含漱，可护齿防龋治牙痛。

2.进食宜温热，勿吃过酸过甜的食品。因为牙齿最适宜在35℃~36℃的口腔温度以及pH值为6~8左右的弱酸性环境中进行新陈代谢，若吃过冷、过热温差很大的饮食，或过酸、过甜的刺激性食品，都会引起牙痛。

3.常用脱敏或防酸牙膏刷牙。这两种牙膏中含有氟，而氟可阻止牙齿在酸性环境中脱磷脱钙，有抗酸、止酸痛之功效。

4.吃酸性食物，如醋、酸奶或带酸味的水果后，如出现牙齿酸痛，可用核桃仁放在嘴里咀嚼，因为核桃仁为碱性食品，慢慢咀嚼可中和牙面上的酸性物质。

第八章　腰痛

　　腰痛是指以腰部疼痛为主要临床表现的疾病。疼痛部位或在脊中，或在一侧，或两侧俱痛。腰为肾之府，故腰痛与肾的关系最为密切。腰痛多由外感、外伤、劳累、肾虚等引起腰部经气阻滞或经脉失养所致。可见于任何年龄，是很多病证的常见症状之一。

　　（1）血瘀型　常有外伤史，腰部刺痛，固定不移，有明显压痛且拒按。活动障碍，行走坐卧艰难。痛势日轻夜重，深呼吸、咳嗽时牵掣作痛。舌质紫暗有瘀斑，苔薄，脉涩。

　　（2）气滞型　腰部胀痛，常连及少腹及胁肋胀满不舒。部位较广，无明显固定痛点。苔白，脉弦细。

　　（3）痰结型　腰间沉重，酸胀作痛，局部疼痛明显，侧弯活动疼痛加剧，平素多感胸满咳嗽痰多，体态多肥胖，苔白腻，脉滑。

　　（4）风寒型　腰间窜痛游走，上达背脊，甚至颈项。恶风寒喜温热，腰部软组织发紧僵硬，得热痛减，苔白，脉浮紧。

　　（5）寒湿型　腰部阴冷作痛，自感沉着重滞，转侧不利，逐渐加重，长久难愈。每当阴雨、潮湿、寒冷则加重，不能久坐，苔白腻，脉沉而迟缓。

　　（6）湿热型　腰部紧痛，痛处伴有热感。每逢雨季或热天加重，活动后或可缓解，小便短赤，苔黄腻，脉濡数或弦数。

（7）气虚型 腰部酸痛无力，神倦气短，四肢困倦，劳累则腰痛甚，休息后则减轻，食少，便溏，眠差，多汗，轻轻捶揉腰部自觉舒适。口淡，舌体胖，边有齿印，苔白，脉缓无力。

（8）肾虚型 腰部酸软乏力，喜揉喜按，腿膝无力，身体疲倦，不能久行久立及负重，休息后腰痛缓解，舌质淡，脉细无力。阳虚者神倦气短，面色苍白少华，畏寒膝冷，小便清长；阴虚者口干咽燥，午后面热潮红，头晕耳鸣目眩。

一、内服偏验方

杜仲方

【组成】炒杜仲 30g，骨碎补 15g，猪腰子 2 个。

【制法用法】以上 2 味中药加适量水，炖猪腰子。吃猪腰子，喝汤。连服 5 天。

【功效主治】补肝肾、强筋骨、续伤止痛。适用于腰痛。

杜仲茴香方

【组成】杜仲、补骨脂、小茴香各 9g，猪腰子 2 个。

【制法用法】猪腰子切成片，和 3 味中药加适量水煮到腰片发黑即可。吃腰片，喝药汤。连服 5 天。

【功效主治】补肾助阳、除风湿、健腰脚、利关节。适用于腰痛。

车前子汤

【组成】车前子 30g，麻黄、荆芥、枳壳、甘草各 10g，黄酒

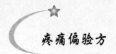

200ml。

【制法用法】每4小时，水煎服1次，药煎好后加入黄酒为引，以服药后出微汗为宜。每日2剂。

【功效主治】清热解毒、利水消肿。适用于急性腰扭伤。

急性腰扭伤方

【组成】车前子15g，黄芩12g，麻黄10g，甘草12g。

【制法用法】水煎服。每日1剂。

【功效主治】泻火解毒、益气补中、缓急止痛。适用于急性腰扭伤。

土鳖虫散

【组成】土鳖虫7个。

【制法用法】取土鳖虫焙干碾细末，用黄酒或红花酒送服。每日1次。

【功效主治】破瘀血、续筋骨。适用于急性腰扭伤。

土鳖虫红花水酒煎

【组成】土鳖虫、红花各10g，水、酒各200ml。

【制法用法】用文火煎半小时。分3次温服。

【功效主治】活血止痛、破瘀血、续筋骨。适用于急性腰扭伤。

生熟牵牛子

【组成】生牵牛子、炒牵牛子各4.5g。

【制法用法】上2药兑在一起碾成细末，分为2份。睡前及早饭前用温开水各冲服1份。一般腰扭伤服2份即愈。

【功效主治】泻下、逐水、去积、杀虫。适用于腰扭伤。

蟹肉煮酒

【组成】蟹肉 50g，米酒 100ml。

【制法用法】先把蟹肉用清水洗净浸泡软，再放进锅内加油炸黄，加水小半碗，将蟹肉煮熟透，最后把酒放入，共煮 10 分钟，放入碗中趁热吃下。能饮酒者，酒量可加大些，每日 1 次。

【功效主治】补血、凉血、活血。适用于急性腰扭伤。

腰痛方

【组成】黄芪、当归、熟地各 15g，芍药、地龙各 10g，川芎 9g，升麻 5g，乌药 2g。

【制法用法】水煎 2 次混合。分 2 次 1 日服完。

【功效主治】补气固表、托毒排脓、补血、活血、止痛；适用于各种腰痛。

补肾强腰方

【组成】桑寄生 15g，狗脊 12g，川断、杜仲、怀牛膝、木瓜各 9g。

【制法用法】新鲜猪腰子 1 个（切开，去肾盂白色部分洗净先煎，取汤煎药）。用猪腰汤煎药，每日 1 剂，早晚各服 1 次。

【功效主治】补肝肾、强筋骨、祛风止痛。适用于肾虚腰痛。

狗脊健腰散

【组成】炙马前子面（1 日量）0.3~1g，乳香 20g，没药 20g，乌蛇肉 30g，全虫 20g，狗脊 50g，威灵仙 50g，土鳖虫 20g，蜈蚣 20g。

【制法用法】除马前子面外，余药共为细面，分装胶囊备用。每次服 3~5 粒（炙马前子面，每次服 0.3g），每日 3 次，黄酒送服。

【功效主治】壮腰止痛、通经活络，适用于各种腰痛。

益气补肾汤

【组成】黄芪、党参、白术、当归、川断、狗脊各 30g，杜仲 25g，怀牛膝 20g，香附 15g，土鳖虫、甘草各 10g。

【制法用法】水煎 3 次。每日 2 次，分 4 次服用。

【功效主治】益气补肾、活血行气、化瘀止痛。适用于肾虚引起腰肌劳损。

五圣止痛汤

【组成】白术、杜仲、防风、当归、穿山甲（炒，捣碎）各 12g，黄酒 60g。

【制法用法】加水 600ml，煎取 400ml。每日分 2 次服完。

【功效主治】祛风止痛、舒筋通络、活血化瘀。主治腰肌纤维炎、脊柱韧带劳损、腰部扭伤等引起的慢性腰痛。

杜仲威灵仙汤

【组成】杜仲 20g，威灵仙 15g。

【制法用法】上药分别研粉后混合，再取猪腰子 1~2 个，洗去血水，剖成两半，放入药面，摊匀后合紧，共放入碗内，加水少许，把锅置火上久蒸。吃腰子，喝汤，每日 1 剂，孕妇禁用。

【功效主治】补肝肾、强筋骨、除湿止痛。适用于腰肌劳损及腰痛。

肾虚腰痛

【组成】盐炒胡桃肉、酒炒补骨脂、盐炒杜仲、去皮大蒜头各 120g。

【制法用法】烘干为细末。每次服 6g，每日 3 次，温开水送服。

【功效主治】补肾助阳、消癥积、解毒。适用于腰痛。

鳖甲方

【组成】鳖甲 15g。

【制法用法】焙干研细末。每日早、晚各服 6g。

【功效主治】滋阴补虚、平肝息风、软坚散结。适用于腰痛。

猪骶尾骨汤

【组成】徐长卿 30g，猪骶尾骨 250g。

【制法用法】水炖服。每日 1 剂。

【功效主治】解毒、消肿、通经、活络、止痛。适用于急性腰损伤。

鹿茸丸

【组成】鹿茸 90g。

【制法用法】上 1 味为细末，酒糊丸，如梧桐子大，每服 30 丸，盐汤下。每日 1 次。

【功效主治】壮肾阳、益精血、强筋骨。适用于肾虚腰痛。

三圣散

【组成】当归、肉桂、延胡索各等份。

【制法用法】上3味为末，每服6g，姜汁调匀，温酒下。日服3次。

【功效主治】补火助阳、引火归原、散寒止痛、温经通脉。适用于腰痛牵引足膝，不能行动。

赤茯苓散

【组成】赤茯苓、赤芍、枳壳各15g，大腹皮、泽泻各0.9g，桂心、木香各0.3g。

【制法用法】上7味，捣为散，每服12g，以水一碗，入生姜煎至多半碗，去滓，每于食前温服。每日1次。

【功效主治】行水、利湿热、清热凉血、活血祛瘀。适用于腰痛，腹胁胀闷。

大黄川芎丸

【组成】川大黄60g，川芎、桂心、杏仁各15g。

【制法用法】上4味捣罗为末，炼蜜丸如梧桐子大，每于食前服，以温酒下30丸。每日1次。

【功效主治】泻热毒、破积滞、行瘀血、活血止痛。适用于腰痛，大肠壅滞。

木香丸

【组成】木香0.9g，干姜、当归、附子、羌活、桂心各30g，葫荽子45g。

【制法用法】上7味，捣罗为末，炼蜜丸如梧桐子大，每于食前服，以温酒下20丸。每日1次。

【功效主治】温中散寒、行气止痛、调中导滞。适用于腰部冷痛。

牛膝首乌散

【组成】牛膝、制何首乌各 30g。

【制法用法】上 2 味，研碎，以酒 1000g，浸 3 日后，焙干，捣细为散，每于食前服，以温酒调下 6g。每日 1 次。

【功效主治】补肝肾、强筋骨、活血通经、祛风、解毒。适用于腰膝痛。

牛膝泽泻散

【组成】牛膝、泽泻各 0.9g，牡丹皮、桂心各 15g，槟榔 30g。

【制法用法】上 5 味，捣筛为散，每服 12g，以水一碗，煎至一半，去滓，每于食前温服。每日 1 次。

【功效主治】补肝肾、强筋骨、活血通经、泄热通淋。适用于肾著腰痛。

牛膝独活散

【组成】牛膝、独活、防风、当归、白茯苓、羚羊角屑、桂心、酸枣仁各 15g，附子 30g。

【制法用法】上 9 味，捣为散，每服 12g，以水一碗，入生姜煎至多半碗，去滓，每于食前温服。每日 1 次。

【功效主治】补肝肾、强筋骨、活血通经、祛风胜湿、散寒止痛。适用于腰痛。

牛膝石斛丸

【组成】牛膝 30g，石斛、狗脊、桂心、川椒、附子、干姜各 15g。

【制法用法】上 7 味，捣为末，炼蜜丸如梧桐子大，每于食前服，以温酒下 30 丸。每日 1 次。

【功效主治】补肝肾、强筋骨、活血通经、滋阴清热、明目强腰。适用于腰痛，腿膝冷麻。

牛黄白术丸

【制法用法】黑牵牛、大黄各 30g，白术 30g。

【制法用法】上 2 味为末，滴水丸，如梧桐子大，每服 30 丸，食前服，生姜汤下。每日 1 次。

【功效主治】利水通便、泻热毒、破积滞、行瘀血。适用于腰痛。

牛膝山茱萸散

【组成】牛膝、山茱萸各 30g，桂心 0.9g。

【制法用法】上 3 味，捣为散，每于食前服，以温酒调下 6g。每日 1 次。

【功效主治】补肝肾、强筋骨、通血脉、活血祛瘀。适用于肾虚引起的腰膝酸痛。

牛膝叶粥

【组成】牛膝叶 500g，米 450g。

【制法用法】上 2 味，于豉汁中相和，煮作粥，调和盐酱，空腹食之。每日 1 次。

【功效主治】补肝肾、强筋骨、活血通经。适用于风湿痹证之腰膝疼痛。

升朝散

【组成】牡丹皮、川萆薢、白术、肉桂各等份。

【制法用法】上 4 味为细末，每服 6g，热酒入盐少许调下，食前服。每日 1 次。

【功效主治】清热、活血散瘀、止痛。适用于腰间隐痛，挫闪而不能动者。

巴戟丸

【组成】巴戟、羌活、干姜、附子、桂心、五加皮各 15g，杜仲 20g，牛膝 30g。

【制法用法】上 8 味，捣为末，炼蜜丸如梧桐子大，每于食前服，以温酒下 30 丸。每日 1 次。

【功效主治】温中散寒、补肾助阳、强筋壮骨、祛风除湿。适用于风寒腰痛。

丹参丸

【组成】丹参、杜仲、牛膝、续断各 90g，桂心、干姜各 60g。

【制法用法】上 6 味，为末，蜜丸如梧桐子，每服 20 丸。每日 1 次。

【功效主治】祛瘀止痛、活血通经。适用于腰痛。

立安散

【组成】杜仲、橘核各等份。

【制法用法】上 2 味等份，为细末，每服 6g，入盐少许，温酒调，食前服。每日 1 次。

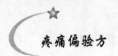

【功效主治】补肝肾、强筋骨。适用于腰痛。

立安丸

【组成】补骨脂、续断、木瓜干、牛膝（酒浸）、杜仲各 15g，萆薢 30g。

【制法用法】上 6 味为末，蜜丸如梧桐子大，每服 30 丸，盐汤、盐酒任下。每日 1 次。

【功效主治】补肾助阳、强筋骨、调血脉。适用于腰痛。

芍药散

【组成】芍药 30g，白术 20g，官桂 15g，附子 5g。

【制法用法】上 4 味为细末，每服 6g，温酒调下。每日 1 次。

【功效主治】散寒止痛、温经通脉。适用于腰痛。

白蒺藜散

【组成】白蒺藜。

【制法用法】上味为细末，每服 9g，温酒调下，空腹，食前服。每日 1 次。

【功效主治】祛风疏肝、行气活血。适用于腰痛。

白术茯苓散

【组成】白术、白茯苓各 30g，当归 20g，甘草、干姜各 10g。

【制法用法】上 5 味，捣为散，每服 12g，以水一碗，煎至多半碗，去滓，每于食前温服。每日 1 次。

【功效主治】益气健脾、渗湿止泻、燥湿利水。适用于肾著腰痛。

甘遂木香散

【组成】甘遂、木香各 0.9g，青橘皮 15g，桂心 0.3g。

【制法用法】上 4 味，捣为散，每服用羊肾 1 只，切作两片，去脂膜，内散 3g 入肾中，用 3~5 张湿纸裹，于灰火中煨熟，早晨食之，后饮暖酒一盏。每 2 日 1 次。

【功效主治】疏肝破气、消积化滞、益气补肾。适用于肾著腰麻腰痛。

石斛丸

【组成】石斛、牛膝各 30g，赤茯苓 15g，天雄、侧子、狗脊、桂心各 10g，干姜 5g。

【制法用法】上 8 味，捣为末，炼蜜丸如梧桐子大，每于食前服，以温酒下 30 丸。每日 1 次。

【功效主治】强筋骨、活血通经、滋阴补虚、润肺益肾、明目强腰。适用于风寒冷腰痛。

石斛浸酒方

【组成】石斛、杜仲、丹参、生干地黄各 30g，牛膝 60g。

【制法用法】上 5 味，研碎，用生绢袋盛，以好酒 2 斤，瓷瓶中盛，密封，渍 7 日，每于食前服，温一小碗服之。每日 1 次。

【功效主治】补肝肾、强筋骨。适用于风湿腰痛。

如神汤

【组成】延胡索、当归、桂心各等份。

【制法用法】上 3 味为末，温酒调下 9g。每日 2 次。

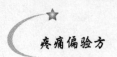

【功效主治】活血散瘀、理气止痛。适用于腰痛。

安肾丸

【组成】补骨脂、胡芦巴、茴香、川楝、续断各30g，桃仁、杏仁、山药、茯苓各20g。

【制法用法】上9味为末，蜜丸如梧桐子大，盐汤30丸，空腹服。每日1次。

【功效主治】理气止痛、补肾阳、祛寒湿。适用于肾虚腰痛。

杜仲散

【组成】杜仲30g。

【制法用法】上1味，以水二大碗，煎至一碗，去滓，用羊肾一对，细切去脂膜，入药汁中煮，次入薤白七茎，盐花、醋、生姜、椒，调和作羹，空腹食之。每日1次。

【功效主治】补肝肾、强筋骨。适用于腰部酸痛，风湿痹痛。

杜仲枳壳散

【组成】杜仲、枳壳、马芹子、萆薢、续断、橘子仁、牛膝、牵牛子各20g。

【制法用法】上8味，捣为散，每于食前服，以温酒调下6g。每日1次。

【功效主治】补肝肾、强筋骨。适用于腰痛。

杜仲酒

【组成】杜仲250g。

【制法用法】上一味，用酒1500g，浸10日，每服40~50ml，日服 3 次。每日 1 次。

【功效主治】补肝肾、强筋骨。适用于风冷伤肾，腰痛不能屈伸。

附子桂心散

【组成】附子 1 枚，桂心末、补骨脂各 3g。

【制法用法】上 3 味，以水一大碗，煎至一半，和滓空腹温服。每日 1 次。

【功效主治】回阳救逆、缓急止痛、散寒除湿。适用于腰冷痛。

附术汤

【组成】附子、白术各 30g，杜仲 15g。

【制法用法】上 3 味，研碎，每服 12g，水一碗半，生姜 7 片，煎至多半碗，去滓，温服，空腹食前服。每日 1 次。

【功效主治】补肝肾、强筋骨、健脾益气、燥湿利水、散寒除湿。适用于腰重冷痛。

附牛丸

【组成】附子 15g，黑牵牛 30g。

【制法用法】上 2 味各为末，酒煮面糊丸，如梧桐子大，每服 30 丸，空腹温酒下。每日 1 次。

【功效主治】祛风除湿、通经解毒。适用于腰痛。

补骨脂散

【组成】补骨脂 30g，黑牵牛 15g。

【制法用法】上 2 味为细末，每 9g，食前，橘皮汤下。每日 1 次。

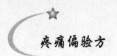

【功效主治】补肾温阳、祛风除湿。适用于寒湿气滞之腰痛。

补骨脂丸

【组成】补骨脂 30g，胡桃仁 15g，鹿茸、肉苁蓉、巴戟天各 10g。

【制法用法】上 5 味为末，胡桃另研如泥，相和，炼蜜为丸如小豆大，每日空腹服，茶酒任下 20 丸。每日 1 次。忌生冷油腻。

【功效主治】壮肾阳、益精血、强筋骨。适用于腰痛。

金刚骨丸

【组成】萆薢、菟丝子、金毛狗脊各 12g。

【制法用法】上 3 味为细末，酒煮面糊为丸，如梧桐子大，每服 30 丸，食前温酒送下。每日 1 次。

【功效主治】补肾益精、祛风湿、利湿浊。适用于腰痛。

郁李仁散

【组成】郁李仁、槟榔各 30g，川朴硝 45g，诃黎勒、木香各 15g。

【制法用法】上 5 味，捣为散，每服 12g，以水一碗，入生姜煎至多半碗，去滓，食前温服。每日 1 次。

【功效主治】行气止痛、下水肿、通关节、健脾调中。适用于腰痛强直，不能俯仰。

狗脊丸

【组成】狗脊 60g，萆薢 60g，菟丝子 60g。

【制法用法】上 3 味，捣为末，炼蜜和丸，如梧桐子大，每日空腹及晚食前服 30 丸，以新萆薢渍酒 14 日，取此酒下药。每日 2 次。

【功效主治】除风湿、健腰脚、利关节。适用于腰痛。

肾著汤

【组成】干姜 45g，甘草 30g，茯苓、白术各 6g。

【制法用法】上 4 味，研碎，以水 2000ml，煮取 500g。分 2 次服。

【功效主治】温中散寒。适用于肾著之腰以下冷痛。

夜合花丸

【组成】夜合花 12g，杏仁 15g，牛膝、红蓝花、桂心各 30g，食盐 3g。

【制法用法】上 6 味，捣为末，炼蜜丸如梧桐子大，每日空腹服，以温酒下 30 丸，晚食前再服。每日 1 次。

【功效主治】止痛、理气、安神、活络。适用于腰脚疼痛久不瘥。

茴香酒

【组成】补骨脂、茴香、辣桂各等份。

【制法用法】上 3 味为末，每服 6g，热酒调，食前服。每日 1 次。

【功效主治】补肾助阳、温阳散寒、止痛。适用于腰痛。

牵牛散

【组成】黑牵牛 3g。

【制法用法】上 1 味为末，酒调。每日 1 次。

【功效主治】利水通便、消积止痛。适用于腰痛。

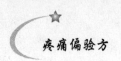

牵牛补骨丸

【组成】延胡索、补骨脂、黑牵牛各 20g。

【制法用法】上 3 味为末，研煨蒜为丸，如梧桐子大，每服 30 丸，葱酒盐汤任下。每日 1 次。

【功效主治】活血散瘀、理气止痛。适用于冷气腰痛。

威灵牵牛散一

【组成】威灵仙、牵牛子各 20g，枳壳 10g，木香 5g。

【制法用法】上 4 味，捣为散，每日空腹服，以茶清调下 6g。每日 1 次。

【功效主治】祛风除湿、通络止痛。适用于腰痛。

威灵仙散

【组成】威灵仙 150g。

【制法用法】上 1 味，捣为散，每于食前服，以温酒调下 3g。每日 1 次。

【功效主治】祛风除湿、通络止痛。适用于腰脚疼痛久不瘥。

钟乳散

【组成】钟乳粉 30g，防风、丹参、细辛、桂心各 15g，干姜 0.3g。

【制法用法】上 6 味，捣为散，每于食前服，以温酒调下 6g。每日 1 次。

【功效主治】祛风解表、胜湿止痛、壮元阳。适用于腰痛。

钟乳丸

【组成】钟乳粉 30g，石斛、菟丝子、制附子各 15g，肉桂 22.5g，吴茱萸 7.5g。

【制法用法】上 6 味，捣为末，炼蜜丸如梧桐子大，每日空腹服，以温酒下 30 丸，晚食前再服。每日 1 次。

【功效主治】补肾益精、明目强腰、止痛。适用于腰痛。

神乌丸

【组成】制川乌、虎骨（狗骨代）、海桐皮、萆薢各 20g，川牛膝、肉苁蓉各 30g，狗脊 10g。

【制法用法】上 7 味为细末，木瓜熬膏，丸如梧桐子大，每服 30 丸，空腹温酒下。每日 1 次。

【功效主治】祛风除湿、温经散寒、消肿止痛。适用于腰痛。

桃仁酒

【组成】桃仁。

【制法用法】上 1 味，研细，每服 12g，热酒调下。每日 1 次。

【功效主治】破血行瘀、通经止痛。适用于血瘀气滞之腰痛。

桂心白术散

【组成】桂心、杜仲各 15g，白术 20g，甘草、泽泻、牛膝、干姜各 10g。

【制法用法】上 7 味，捣为散，每于食前服，以温酒调下 6g。每日 1 次。

【功效主治】补肝肾、强筋骨、散寒止痛、温经通脉。适用

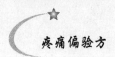

于肾著腰痛。

桂心附子散

【组成】桂心 30g，制附子 15g，牡丹皮 0.9g。

【制法用法】上 3 味，捣为散，每于食前服，以温酒调下 6g。
每日 1 次。

【功效主治】散寒止痛、温经通脉。适用于腰痛。

桂心丸

【组成】桂心、干姜各 20g，丹参、杜仲、牛膝各 30g。

【制法用法】上 6 味，捣为末，炼蜜丸如梧桐子大，每于食
前服，以温酒下 30 丸。每日 1 次。

【功效主治】散寒止痛、补肝肾、强筋骨、活血通经。适用
于腰痛，冷痹。

桂附丸

【组成】补骨脂 60g，制附子 15g、肉桂 30g。

【制法用法】上 3 味，酒糊为丸，每服 30 粒，空腹酒下。每
日 1 次。

【功效主治】补肾助阳、散寒除湿。适用于腰痛。

补骨脂丸

【组成】补骨脂适量。

【制法用法】上 1 味，酒浸一宿，炒熟，酒煮为丸，用补骨
脂少许，炒为末，酒调下。每日 1 次。

【功效主治】补肾助阳。适用于阴冷伤肾之腰痛。

寄生丹皮散

【组成】桑寄生、牡丹皮、桂心、鹿茸、续断、川芎各 20g。

【制法用法】上 6 味，捣为散，每于食前服，以温酒调下 6g。每日 1 次。

【功效主治】补肝肾、强筋骨、祛风湿、清热、活血散瘀。适用于腰痛。

寄生桂鹿散

【组成】桑寄生、桂心、鹿角屑、杜仲各 20g。

【制法用法】上 4 味，捣为散，每于食前服，以温酒调下 6g。每日 1 次。

【功效主治】补肝肾、强筋骨、祛风湿。适用于腰痛。

桑根白皮散

【组成】桑根白皮、酸枣仁、薏苡仁各 30g。

【制法用法】上 3 味，捣筛为散，每服 12g，以水一碗，煎取多半碗，去滓，每于食前温服。每日 1 次。

【功效主治】宁心安神、祛湿健脾、舒筋除痹、清热止痛。适用于腰痛。

桂心海桐皮丸

【组成】桂心 60g，海桐皮、牛膝、杜仲、石斛、熟干地黄各 30g。

【制法用法】上 6 味，捣末，炼蜜和丸，如梧桐子大，每于空腹及晚食前服，以温酒下 30 丸。每日 1 次。

【功效主治】补肝肾、强筋骨、活血通经。适用于腰痛。

速效散

【组成】川楝子、茴香、补骨脂各30g。

【制法用法】上3味为末，每服3g，热酒调下，食前服。每日1次。

【功效主治】疏肝泄热、行气止痛。适用于腰痛不可忍者。

萆薢散

【组成】萆薢、川大黄、狗脊各30g，槟榔15g，桑根白皮0.9g，桂心、吴茱萸各0.3g。

【制法用法】上7味，捣筛为散，每服12g，以水一碗，煎至多半碗，去滓，每于食前温服。每日1次。

【功效主治】除风湿、健腰脚、利关节。适用于腰痛。

萆薢浸酒

【组成】萆薢、牛膝各30g，附子、杜仲、狗脊、桂心、桑寄生各20g，羌活10g。

【制法用法】上8味，研碎，用生绢袋盛，以酒3斤，密封7日后开，每于食前暖一小盏服。每日1次。

【功效主治】祛风湿、利湿浊、止痛。适用于腰痛。

梅实仁粥

【组成】梅实仁15g，米300g。

【制法用法】上2味，煮米半熟，即下梅实仁相和，搅令匀，候熟，空腹食之。每日1次。

【功效主治】活血、止痛。适用于腰痛。

牛膝粥

【组成】牛膝（去苗，剉碎，酒浸一宿）30g，白面 12g。

【制法用法】上 2 味，将牛膝于面中拌，作粥熟煮十沸，漉出，则以熟水淘过，空腹顿食之。每日 1 次。

【功效主治】补肝肾、强筋骨；活血通经。适用于风冷腰痛。

槟榔丸

【组成】槟榔 2 枚，牵牛子 10g，陈橘皮 0.3g，食茱萸 15g。

【制法用法】上 4 味，捣为末，以稀汤和丸，如梧桐子大，每于食前服，以温水下 30 丸。每日 1 次。

【功效主治】温中、燥湿、杀虫、止痛。适用于腰痛，不能转动。

熟地黄散

【组成】熟干地黄 30g，干漆、白术、桂心、木香各 15g，牛膝 0.9g。

【制法用法】上 6 味，捣为散，每于食前服，以温酒调下 6g。每日 1 次。

【功效主治】补肾、破瘀、消积、止痛。适用于腰痛不可忍。

熟干地黄丸

【组成】熟干地黄、山药各 20g，杜仲、五味子、牛膝、苁蓉各 10g，菟丝子、补骨脂各 5g。

【制法用法】上 8 味为末，和蜜作丸，如梧桐子大，每服 10 丸，温酒空腹服。每日 1 次。

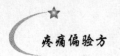

【功效主治】补血滋润、益精填髓、缓急止痛。适用于腰痛。

熟大黄汤

【组成】大黄、生姜各 15g。

【制法用法】上 2 味，同炒焦黄，以水一大碗，浸一宿去滓，顿服。每日 1 次。

【功效主治】泻热毒、破积滞、行瘀血。适用于腰痛不得屈伸。

二、外用偏验方

熨法

【组成】芫花 250g，羊踯躅花 250g。

【制法用法】上 2 味，以醋拌，炒令热，用帛裹，分作两包，更番熨痛处，冷即复炒熨之。每日 1 次。

【功效主治】解毒、消肿、止痛。适用于腰痛。

熨烙当归散

【组成】防风、当归、藁本、独活、荆芥穗、蔓荆叶各 30g。

【制法用法】上 6 味，为粗末，每用药 45g，盐 12g，慢火炒令热，用绢袋盛之，去痛处熨烙。每日 1 次。

【功效主治】祛风解表、胜湿止痛。适用于寒湿腰痛。

生姜外敷方

【组成】生姜一块。

【制法用法】捣烂，去净姜汁，再加入食盐一匙捣化。外敷患处，用纱布固定，每日换药 1 次。

【功效主治】散寒解表、降逆止痛。适用于腰扭伤。

秘方大黄散

【组成】生大黄、白酒各适量。

【制法用法】取生大黄为细末，加适量白酒调膏外涂患处。日换 1~2 次。

【功效主治】泻热通肠、凉血解毒、逐瘀通经、止痛。适用于腰扭伤。

强腰散

【组成】制川乌、肉桂、干姜、潮脑各 30g，白芷、胆南星、赤芍各 20g。

【制法用法】将上药共碾极细末。每次用 30~50g，开水调如糊状，摊于纱布上，趁热时敷于腰部痛处，固定。隔日一换。

【功效主治】祛风除湿、温经散寒、消肿止痛。适用于慢性腰痛。

巴戟散

【组成】巴戟 30g，附子 30g，阳起石 30g，雄雀粪 30g，川椒 30g，干姜 30g，菟丝子 30g，木香 30g，韭菜子 30g。

【制法用法】上 9 味，捣罗为末，以真野驼脂熬成油，滤去皮膜，待冷，入诸药末和丸，如弹子大，洗浴了，取一丸分作四丸，于腰眼上，热炙手摩之。每日 1 次。

【功效主治】补肾助阳、强筋壮骨、祛风除湿。适用于腰部冷痛。

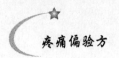

附子散

【组成】附子、吴茱萸、蛇床子各 20g。

【制法用法】上 3 味，捣为末，每用 15g，以生姜自然汁调如膏，摊帛上，贴于痛处，用衣服系定，觉通热即瘥，未瘥再贴。每日 1 次。

【功效主治】补火助阳、散寒除湿。适用于腰痛。

附子椒归散

【组成】附子、汉椒、当归、桂心、乳香、白芷、杏仁各 30g。

【制法用法】上 9 味，捣为末，熔蜡调药末，搅匀，倾出，捏作片，裹腰痛处。每日 1 次。

【功效主治】补火助阳、温中止痛、散寒除湿。适用于臂腰冷痛。

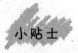小贴士

腰痛的日常预防

1. 避免寒湿、湿热侵袭。改善阴冷潮湿的生活、工作环境，勿坐卧湿地，勿冒雨涉水，劳作汗出后及时擦拭身体，更换衣服，或饮姜汤水驱散风寒。

2. 劳动活动腰部用力应适当，不可强力举重，不可负重久行，坐、卧、行走保持正确姿势，若需作腰部用力或弯曲的工作时，应定时做松弛腰部肌肉的体操。提重物时

不要弯腰，应先蹲下拿到重物，然后慢慢起身。

3. 注意避免跌仆闪挫。

4. 劳逸适度，节制房事。

5. 体虚者，可适当服用具有补肾的食品和药物。

6. 站或坐姿势要正确。

7. 饮食均衡，戒烟控酒。

第九章 腿痛

腿痛指腿部疼痛（包括肌肉、筋脉、关节），因于寒者，腿痛较轻，或麻或肿，畏寒喜暖，当予温散；因于湿热者，腿痛或上或下，或红肿，或热，小便黄赤，予清热化湿；湿痰流注于经络者，症见腰胁有块，两腿交替疼痛，痛无定处，泛恶眩晕等，宜燥湿化痰；肾虚风袭者，用安肾汤；阴虚宜六味地黄丸；阳虚宜金匮肾气丸。并可适当加用引经药以增加疗效。腿痛中医辨证分型。

（1）风寒型 腰部冷痛拘急，痛连腿足，遇冷加重，转侧不利，或见恶风、发热等表证。舌苔薄白或白腻、脉浮紧。

（2）湿热型 腰疼或兼下肢疼痛，痛处伴有灼热感，热天雨天疼痛加重，重浊难移，或屈伸不利，小便短赤，舌苔黄腻，脉濡数。

（3）血瘀型 腰痛如刺，痛有定处，痛处拒按或疼痛以夜间为基，轻则俯仰不便，重则卧床不起。舌质紫暗，或有瘀斑、脉涩。

（4）肾虚型 腰腿部疼痛以酸软为主，喜按喜揉，腿膝无力，遇劳更甚，坐卧则痛减轻，常反复发作，缠绵不休。偏阳虚者，则伴少腹拘急，面色白，手足不温。舌质淡，脉沉细；偏阴虚者，则伴有头昏，耳鸣，心烦失眠，口燥咽干，面色潮红，手足心热。舌质红，脉细数。

一、内服偏验方

胡麻散

【组成】胡麻 450g，制附子 30g。

【制法用法】上 2 味，胡麻熬香，同捣为散，每于食前服，以温酒调下 6g。每日 1 次。

【功效主治】回阳救逆、补火助阳、散寒除湿。适用于腿痛，脚膝痛。

桂心酒粥

【组成】桂心 15g，白酒 1000ml。

【制法用法】上 2 味，白酒和桂心末。每日空腹分为 2 次服，适量饮用。

【功效主治】补火助阳、引火归原、散寒止痛、温经通脉。适用于肾脏虚冷所致腿痛。

血竭丸

【组成】没药、当归、乳香、血竭各 30g，甜瓜子 12g。

【制法用法】上 5 味为末，酒糊丸，如梧桐子大，空腹温酒送下 30 丸。每日 1 次。

【功效主治】活血止痛、消肿生肌。适用于风湿腰腿疼痛。

木香散

【组成】木香、槟榔各 0.9g，羌活、干薄荷各 30g，威灵仙 60g。

【制法用法】上5味，捣为散，每服于食前以温酒调下6g。每日1次。

【功效主治】散表寒、祛风湿、利关节、止痛。适用于伤寒腿痛。

四物附子汤

【组成】制附子（先煎）15g，桂心12g，甘草60g，白术90g。

【制法用法】上4味，研碎，以水6000ml，煮取3000g，分6服。每日2次。

【功效主治】补火助阳、散寒除湿。适用于风湿腿痛。

淫羊藿散

【组成】淫羊藿、制附子、当归、草薢、杜仲、木香各20g。

【制法用法】上6味，捣为散，每服食前，以温酒调下6g。每日1次。

【功效主治】补肾壮阳、祛风除湿、强筋健骨。适用于风腿疼痛。

羊骨粟米羹

【组成】羊脊骨1具，羊肾1对，羊肉60g，葱白5茎，粟米60g。

【制法用法】上5味，炒肾肉断血，即入姜葱五味，然后添骨汁，入米重煮成羹，空腹食之。每日1次。

【功效主治】益气补肾、祛寒止痛。适用于肾虚所致腿疼痛。

羊骨粳米羹

【组成】羊脊骨1具、葱白4根、粳米300g。

【制法用法】上3味，以水7碗，煎骨取汁4碗，每取汁2碗，入米及葱椒盐酱作羹，空腹食之。每日1次。

【功效主治】发表、通阳、壮骨、止痛。适用于肾脏风冷所致腿痛。

羊肾馄饨

【组成】五味子、山茱萸、干姜、川椒、桂心各30g。

【制法用法】上5味，捣为散，每日取羊肾一对，去脂膜细切，入散6g，木臼内捣如泥，作馅用，和面捻作馄饨，以水煮熟，和馄饨汤食之。每日1次。

【功效主治】益气生津、祛寒止痛。适用于肾脏虚损所致腰腿疼痛。

防风地龙散

【组成】防风、地龙、漏芦各60g。

【制法用法】上3味，捣为散，每服不拘时，以温酒调下6g。每日1次。

【功效主治】祛风解表、胜湿止痛。适用于腿膝疼痛。

苍术汤

【组成】苍术9g，柴胡6g，黄柏、防风各3g。

【制法用法】上4味，水二碗，煎至一盏去滓，稍热服，空腹食前。每日1剂。

【功效主治】燥湿健脾、祛风湿。适用于湿热腰腿疼痛。

克效饼子

【组成】甘遂10g，荞面30g，黑牵牛12g。

【制法用法】上3味为末，每服9g，水和成饼，慢火烧黄色取出，葱白酒送下。每日1次。

【功效主治】泻水止痛、破积通便。适用于腰痛及腿膝痛。

二、外用偏验方

天麻丸

【组成】天麻、半夏各60g，细辛75g。

【制法】上3味用绢袋二个，各盛药90g，煮热，熨痛处。每日1次。

【功效主治】息风止痛、平肝阳、祛风通络。适用于腿痛。

芫花川椒散

【组成】芫花2000ml，川椒90g，羊踯躅2000ml。

【制法用法】上3味，以醋拌匀湿，分为两处，各置布囊中蒸之，令极热，隔衣熨之，冷即蒸熨。每日1剂。

【功效主治】温中止痛、消肿祛瘀。适用于腰腿疼痛。

芫花茱萸散

【组成】芫花30g，吴茱萸60g，醋糟240g。

【制法用法】上3味，和匀，于铫子内，炒热，以青布裹于痛处熨之，如稍干，以醋拌润，再炒熨之。每日1剂。

【功效主治】散寒止痛、泻水解毒。适用于伤寒腿脚疼痛。

乌头散

【组成】制川乌头0.9g。

【制法用法】上1味，捣为散，以醋调涂于帛上敷于痛处。每日1剂。

【功效主治】祛风除湿、温经散寒、消肿止痛。适用于腿脚疼痛。

消毒膏

【组成】马牙硝（煅）30g，制草乌头（烧，存性）2枚。

【制法用法】上2味和匀，每用9g，以白面9g，自然姜汁一碗，慢火同熬成膏，摊于帛上，热贴痛处。2日换1次。

【功效主治】散寒止痛、温中燥湿。适用于风湿性腿痛。

贴焙方

【组成】附子、桂心各15g，吴茱萸0.9g。

【制法用法】上3味，捣为末，用生姜自然汁，调稀调入铫子内，慢火煎如饧，摊在腊纸上，贴于痛处。每日1剂。

【功效主治】散寒止痛、补火助阳、除湿。适用于伤寒腿痛。

制川乌头汤五

【组成】制川乌头150g，生姜150g，汉椒60g。

【制法用法】上3味细剉，以水二斗煎至一斗，去滓，入盐60g，频淋蘸洗。每日早晚各1次。

【功效主治】祛风除湿、温经散寒、消肿止痛。适用于腿痛腿麻。

五生膏

【组成】附子、吴茱萸、蛇床子、当归、桂心各30g。

【制法用法】上 5 味捣为散，每用一匙，以生姜汁调摊于蜡纸上，可贴痛处。每日 1 次。

【功效主治】补火助阳、散寒除湿。适用于腿痛。

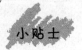

小贴士

腿痛日常保健的方法

1. 避免感受风寒湿邪。

2. 纠正不良姿势。

3. 避免过度劳累。

4. 饮食规律均衡。

5. 坚持身体锻炼。

第十章　肩痛

　　肩痛指肩关节及其周围的肌肉筋骨疼痛。因外感风湿、肺受风热、强力负重、跌仆损伤等因，伤及手三阳所致。由外感风湿所致者，肩痛偏后，常与背痛并见。因肺受风热者，肩痛偏前，痛连手臂。因强力负重或跌仆损伤者，痛有定处，伸屈不利，或痛引颈项等。肩痛常见于风湿性关节炎、肩关节周围炎、肩胛肌劳损等疾病。

一、内服偏验方

肩凝汤

【组成】透骨草、丹参、鸡血藤各 30g，生地黄 21g，当归、羌活各 18g，桂枝 15g，香附 12g。

【制法用法】水煎服。每日 1 剂。

【功效主治】养血活血、舒筋缓急。适用于肩周炎。

归参汤

【组成】当归、丹参、透骨草、生地各 30g，羌活 18g，桂枝 15g。

【制法用法】水煎服。每日 1 剂。

【功效主治】祛寒祛风、活血通络、化瘀止痛。适用于肩痛。

术附汤

【组成】生白术 30g，炮附子 15g，生姜 3 片，大枣 2 枚，甘草 6g。

【制法用法】水煎服。每日 1 剂。

【功效主治】疏风散寒、化瘀止痛。适用于肩痛。

二、外用偏验方

螃蟹泥

【组成】活螃蟹 1 个。

【制法用法】先把螃蟹放在清水中泡半天，待其把腹中泥排完，取出捣成肉泥待用。将捣好的螃蟹肉泥摊在粗布上，直径不宜超过 8cm，贴敷在肩胛最痛的区域。晚上 8 点贴上，第二天早晨 8 点取掉，疼痛即可消失。

【功效主治】清热解毒、补骨添髓、养筋活血。适用于肩痛，跌打损伤，筋断骨碎，瘀血肿痛。

艾叶

【组成】艾叶 300g，陈醋 150ml。

【制法用法】取生艾叶切细，用陈醋加热拌匀，装入 20cm×20cm 纱布袋包裹，趁热敷于患处。每天 2 次，每次 15~30 分钟，7 天为 1 个疗程。

【功效主治】理气血、逐寒湿、止痛。适用于肩痛。

小贴士

肩痛预防与保健

1. 长期伏案工作者应定时改变头部体位，加强颈肩部肌肉的锻炼。

2. 洗热水澡也是颈椎保健的好办法，洗澡时用热水使劲儿冲颈部，可以很好地放松颈部肌肉。运动也是很有效的预防方法，每天慢跑或快走，都可以很好地放松颈椎及肌肉，对于预防颈肩痛也是非常有效的。

3. 注意颈肩部保暖，避免头颈负重物，避免过度疲劳，都可以预防颈肩痛、颈椎病的发生。

4. 睡觉时选择合适的枕头。

5. 除了注意日常保健、杜绝不良姿势外，还要及早发现、彻底治疗颈、肩、背软组织劳损，防止其发展为颈椎病。

第十一章　足跟痛

足跟痛又称脚跟痛。指一侧或两侧足跟部位疼痛，站立、行走则加重。多由肾虚、痰湿、血热所致。足跟痛的中医辨证。

（1）风邪侵袭型　主要表现为局部疼痛、行走不利、行走则疼痛加剧伴畏风、舌淡苔薄白等。

（2）寒邪阻滞型　主要表现为局部疼痛、疼痛固定不移、行走不利、行走则疼痛加剧，得热痛减、遇寒则甚，或伴关节屈伸不利。

（3）湿邪重着型　主要表现为局部疼痛、行走不利、疼痛固定、行走则疼痛加剧，或伴下肢麻木、手足沉重、屈伸不利。

（4）湿热阻滞型　主要表现为局部灼热疼痛、疼痛固定不移、行走不利、行走则疼痛加剧，伴口渴胸闷、小便短赤、大便秘结等。

（5）痰瘀阻滞型　主要表现为局部疼痛、疼痛时轻时重、固定不移、行走不利、行走则疼痛加剧。

（6）气血亏虚型　主要表现为局部疼痛、疼痛反复发作、日久不愈、固定不移、行走不利、行走则疼痛加剧或伴头晕心悸、失眠多梦、肢软乏力、面色无华、肢体倦怠等。

（7）肝肾不足型　主要表现为局部疼痛、疼痛固定不移、行走不利、行走则疼痛加剧，或伴头目眩晕、腰膝酸软、肢软乏力等。

（8）肝肾阴虚型　主要表现为局部疼痛、疼痛固定不移、行走不利、行走则疼痛加剧，或伴头目眩晕、腰膝酸软、五心烦热、眼目干涩等。

一、内服偏验方

二芍方

【组成】白芍、防己各 30g，赤芍 15g，制乳香、制没药各 9g，甘草 6g。

【制法用法】水煎服。每日 1 剂，分 2 次服。

【功效主治】缓中止痛、敛阴收汗、散瘀止痛。适用于非骨质增生性足跟痛。

生地熟地方

【组成】生地、熟地、泽泻各 12g，山药 15g，山萸肉、茯苓各 10g，丹皮 8g。

【制法用法】水煎服。每日 1 剂，分 2 次服。

【功效主治】清热、生津、破瘀、止痛。适用于足跟痛。

全息汤

【组成】柴胡 12g，桂枝、白芍、瓜蒌、薤白、枳实、苍术、陈皮、厚朴、白术、茯苓、猪苓、泽泻、生地、丹皮、甘草、生姜、大枣各 10g。

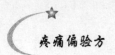

【制法用法】水煎服。每日 2 次，早晚各服 1 次。

【功效主治】升阳理气、补益精血、活血止痛。适用于足跟痛。

黄芪补骨脂方

【组成】黄芪、鸡血藤各 30g，补骨脂 15g，骨碎补、菟丝子、狗脊、川断、川芎、葛根各 12g。

【制法用法】水煎服。每日 2 次，早晚各服 1 次。

【功效主治】补气固表、活血舒筋、止痛。适用于足跟痛。

二、外用偏验方

定痛熏泡法

【组成】夏枯草、威灵仙各 100g。

【制法用法】煎沸 10~15 分钟，加陈醋 500ml，拌匀。趁热先熏后泡至冷为止，一日熏泡 2 次，隔日换药 1 剂。

【功效主治】散结消肿、活血化瘀。适用于足跟痛。

肥猪肉酒方

【组成】肥猪肉、酒适量。

【制法用法】将肥猪肉切片，沾热酒敷患处。每日数次。

【功效主治】补肾养血、滋阴润燥。适用于足跟痛。

川芎方

【组成】川芎 45g。

【制法用法】川芎研成细末，分装在用薄布缝成的小布袋里，每袋装药面约 15g。将药袋放在鞋里，直接与痛处接触。每次用药 1 袋，每天换药 1 次。3 个药袋交替使用。换下药袋晒干仍可再用。

【功效主治】活血行气、祛风止痛。适用于足跟痛。

芒硝方

【组成】芒硝适量。

【制法用法】将芒硝压成细末，装入布袋中，铺平约半厘米厚，放在鞋后跟部，踏在足跟下。每次用药 1 袋，每天换药 1 次。

【功效主治】清热消肿。适用于足跟痛。

仙人掌方

【组成】仙人掌 1 片。

【制法用法】将仙人掌两面毛刺用刀刮去，然后剥成两半，用剖开的一面敷于足跟疼痛处，外用胶布固定，敷 12 小时后再换半片。冬天可将剖开一面放在热锅内烘 3~4 分钟，待烘热后敷于患处。晚上敷贴。

【功效主治】理气活血、清热解毒。适用于足跟痛。

砖醋药方

【组成】白术 10g，白芷 10g，防风 10g。

【制法用法】取棉布一块，将上药包起，放清水中浸泡 10 分钟。另取砖头一块，在平面上拓出一凹陷窝，放到炉火中烧红，去火后向砖内的凹陷窝倒入食醋 100ml，再把药袋放在醋砖上，随即将患足底部疼痛部位踏在药袋上约 20 分钟。每日 1 剂，连用 3~5 剂。

【功效主治】健脾益气、祛风除湿、通窍止痛、消肿排脓。适用于足跟痛。

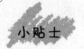

足跟痛的防治

当发生足跟痛时，首先要辨清属于哪一种的足跟痛，辨清其病因，这样可以根据具体病因采取行之有效的治疗方法。

1.真性足跟痛，X片显示有跟骨骨刺的形成。痛点集中，无其他征象。

2.假性足跟痛，X片显示没有骨质增生的形成，而跟部酸痛，跟下有弹性的囊样感觉。持续性疼痛，双腿有沉重的乏力感。

预防：

1.选购舒适鞋款，使足跟有一个舒适的环境。有利于减少足跟痛的发生。

2.每当发生足跟痛时，首先要注意保暖的问题，特别是足跟的保暖非常重要。

第十二章　胁痛

胁痛是指一侧或两侧胁肋部疼痛为主要表现的疾病。胁痛多为情志、外感、外伤或内脏疾患引起肝胆气滞或肝络失养而成。胁痛辨证分型。

（1）肝郁气滞　胁肋胀痛，走窜不定，甚则连及胸肩背，且情志不舒则痛增，胸闷，善太息，得嗳气则舒，纳少，脘腹胀满，舌苔薄白，脉弦。

（2）肝胆湿热　胁肋胀痛或灼热疼痛，口干口苦，脘闷纳呆，恶心呕吐，小便黄赤，大便黏腻不爽或身有黄疸，舌苔黄腻，脉弦滑。

（3）瘀血阻络　胁肋刺痛，痛处固定而拒按，疼痛持续不已，入夜尤甚，或胁下有积块，或面色晦暗，舌质紫暗，脉沉涩。

（4）肝络失养　胁肋隐痛，绵绵不已，遇劳加重，口干咽燥，两目干涩，心中烦热，头晕目眩，舌红少苔，脉弦细数。

一、内服偏验方

大腹皮散

【组成】大腹皮 30g，桔梗、青橘皮、桂心各 15g，前胡、赤茯苓各 0.9g。

【制法用法】上 6 味，捣为散，每服 9g，水一碗，入生姜煎至多半碗，去滓，不拘时，温服。每日 1 次。

【功效主治】下气宽中、行水消肿、健脾渗湿、止痛。适用于妇人两胁胀痛。

大黄附子汤

【组成】大黄 9g，细辛 3g，附子 12g。

【制法用法】上 3 味，研碎如麻豆，每服 6g，水一碗半，煎至多半碗，去滓，温服。每日 1 次。

【功效主治】温里散寒、通便止痛。适用于胁痛，腹痛便秘。

木香丸

【组成】木香 0.3g，芫花、干姜、肉桂各 15g，京三棱、槟榔、厚朴各 30g，陈橘皮 45g。

【制法用法】上 8 味，捣为细末，煮枣肉丸，如梧桐子大，每服 15 丸，生姜汤下。日服 3 次。

【功效主治】温中散寒、行气止痛、调中导滞。适用于心腹胁痛，烦满不消。

匀气散

【组成】山栀子、熟地、茯苓、细辛、肉桂、川芎各等份。

【制法用法】上 6 味为末，羊脂煎服。每日 1 次。

【功效主治】清热、泻火、凉血、止痛。适用于胁痛。

分气紫苏汤

【组成】紫苏、五味子、桔梗、茯苓、大腹皮、陈皮、草果仁、桑白皮（炙）、甘草（炙）各等份。

【制法用法】上9味研碎，每12g，水一碗，姜3片，入盐少许煎，空腹服。每日1次。

【功效主治】散寒解表、行气宽中、缓急止痛、益气生津。适用于胁腹疼痛，气促喘急。

乌药汤

【组成】乌药、藿香叶、檀香、丁香皮、甘草（炙）各30g，木香、肉桂各15g，荜澄茄0.9g，槟榔五枚。

【制法用法】上9味，粗捣筛，每服6g，水一碗，煎至多半碗，去滓，温服，不拘时。每日1次。

【功效主治】顺气、开郁、健脾和胃、散寒止痛。适用于腹胁痛。

半夏散

【组成】半夏45g，桂心、槟榔各30g。

【制法用法】上3味，捣筛为散，每服9g，以水一碗，入生姜煎至多半碗，去滓，不拘时，温服。每日1次。

【功效主治】理气止痛、燥湿化痰、散结消肿。适用于胸胁腹胀急痛。

圣金散

【组成】罂粟壳15g，凤眼草、缩砂仁各9g，甘草、陈皮各6g。

【制法用法】上5味为细末，每服9g，水一碗，煎至八分，温服。每日1次。

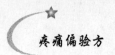

【功效主治】清热燥湿、止痛止血。适用于胁肋疼痛不可忍者。

当归散

【组成】当归、木香、槟榔、麝香各20g。

【制法用法】前4味，捣为散，入麝香，研匀，每服6g，水一碗，煎至一半，不拘时，温服。每日1次。

【功效主治】补血活血、行气止痛。适用于胁肋连心刺痛。

芎葛汤

【组成】川芎、干葛、桂枝、细辛、枳壳、人参、芍药、麻黄、防风各15g，甘草0.3g。

【制法用法】上10味，研碎15g，水一碗，姜3片，煎温服。每日1次。

【功效主治】行气开郁、法风燥湿、活血止痛。适用于胁下疼痛不可忍。

异香散

【组成】莪术、三棱、益智、甘草各18g，青皮、陈皮各9g，厚朴6g，莲肉3g。

【制法用法】上8味，研碎9g，水一碗，姜3片，枣1个，盐少许，煎服。每日1次。

【功效主治】行气破血、消积止痛。适用于右胁下痛，痰滞、食积者。

抽刀散

【组成】制川乌头、牡丹皮、芍药、干姜、桂心、没药、当归各等份。

【制法用法】上 7 味为细末，每服 6g，热酒调下，3 服后轻可 1 服。每日 1 次。

【功效主治】祛风除湿、温经散寒、消肿止痛。适用于胁肋疼痛不可忍者。

附子丸

【组成】附子 30g，木香、硇砂各 15g。

【制法用法】上 3 味，捣为末，以酒 1000g，煮尽焙干，以炊饼末 90g，一处和拌滴水丸，如梧桐子大，每服 20 丸，空腹米饮下。每日 1 次。

【功效主治】补火助阳、散寒除湿、行气止痛、理气疏肝。适用于胁胀满。

灵宝散

【组成】丁香、木香、乳香各 45g，当归、延胡索、白芍各 15g。

【制法用法】上 6 味为细末，每服 3g，温酒调下，食前服。每日 1 次。

【功效主治】行气止痛、调中导滞。适用于引两胁疼痛。

茴香丸

【组成】茴香子、木香、桃仁、桂心、莪术、槟榔各 0.9g，青橘皮、萝卜子各 15g，厚朴 45g。

【制法用法】上 9 味，捣为末，以醋煮面糊和丸，如梧桐子大，每服不拘时，以热酒下 30 丸。每日 1 次。

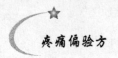

【功效主治】温阳散寒、理气止痛。适用于肾脏虚冷，气攻两胁胀满疼痛。

高良姜汤

【组成】高良姜15g，当归、桂心各9g，厚朴6g。

【制法用法】上4味，研碎，以水一碗煮取多半碗。日服2次。

【功效主治】行气消积、温中散寒、理气止痛。适用于两胁痛。

高良姜粥

【组成】高良姜60g，青粱米500g。

【制法用法】上2味，以姜汁煮粥，空腹食之。日服1次。

【功效主治】温中散寒、理气止痛。适用于两胁胀痛。

桃仁丸

【组成】桃仁、当归、赤芍、诃黎勒、桂心、莪术各10g，青橘皮、槟榔各20g。

【制法用法】上8味，捣为末，炼蜜丸如梧桐子大，不拘时，以温酒下20丸。日服1次。

【功效主治】活血化瘀、益气止痛。适用于胸胁疼痛不可忍。

推气散

【组成】枳壳、桂心、姜黄各15g，甘草（炙）9g。

【制法用法】上4味为末，每服6g，姜枣汤调下。日服1次。

【功效主治】理气宽中、温中散寒。适用于右胁疼痛，胀满不食。

槟榔散

【组成】槟榔、桂心各 15g，当归 30g，赤芍 30g，青橘皮 30g，木香 15g，吴茱萸 0.3g。

【制法用法】上 7 味，捣为散，不拘时，以热酒调下 3g。日服 1 次。

【功效主治】补血活血、止痛、降气行水。适用于气滞胸胁胀痛。

二、外用偏验方

香附桐麻子方

【组成】香附、桐麻子、盐各 250g，陈艾叶 60g。

【制法用法】捣碎炒热用布包好，缓熨患处。每日 2~3 次。

【功效主治】理气解郁、行气止痛。适用于气血不畅胁胀痛者。

烤烟叶陈醋方

【组成】烤烟叶 10g，陈醋 25g。

【制法用法】将烤烟叶放入煮沸的醋中，再煮 10 分钟，用纱布蘸药液，热敷或擦洗患处。每日 2~3 次。

【功效主治】散瘀消积、解毒止痛。适用于寒邪内阻之胁胀痛者。

高粱红糖方

【组成】高粱、红糖各 250g。

【制法用法】放入锅中蒸30分钟，取出后用烧酒调敷于患处。每日2~3次。

【功效主治】和胃、消积、温中、涩肠。适用于寒气凝滞之胁胀痛者。

小贴士

胁痛的护理与预防

1. 护理

对胁痛患者要注意观察患者有无发热，有无黄疸，腹部有无触痛及肿物，胁痛性质如何等，并注意大小便情况。此外，饮食护理亦很重要，实证患者宜食清淡易消化之食品，虚证者宜食富于营养的滋补之品，胁痛属热者忌食辛辣肥甘，属寒者忌食生冷。注意调养心神，调节劳逸，寒温适宜。

2. 预防

精神内守，起居有常，饮食有节，适当进行体育锻炼，强健体魄，慎避外邪。

另外，胁痛的康复可通过气功、针灸、穴位注射、按摩及音乐疗法、呼吸疗法等协助药物治疗，以使早日康复。

参考书目

《寿世保元》

《医方考》

《丹溪治法心要》

《脉因证治》

《备急千金要方》

《奇效良方》

《施丸端效方》

《证治准绳》

《世医得效方》

《明医指掌》

《古今医鉴》

《太平惠民和剂局方》

《太平圣惠方》

《普济本事方》

《仁斋直指方论（附补遗）》

《疼痛妙方绝技精粹》

《疼痛方剂证治》

《痛风千方妙方》

《痛风效验秘方》

《痛风膳食调养》

《偏方大全》

辽宁中医杂志

中医杂志

黑龙江中医药

浙江中医杂志

福建中医药

广西中医药

河北中医

白求恩医科大学学报

中国中西医结合杂志

陕西中医

江西中医药

云南中医中药杂志

中国中医药信息杂志

上海中医药杂志

甘肃中医

实用中医药杂志

中医研究

中医函授通讯

上海医学

吉林中医药

中药材

四川中医

湖南中医学院学报

甘肃中医学院学报

新疆中医药

中国乡村医生

贵阳中医学院学报

湖南中医药导报

云南中医学院学报

浙江中医学院学报

中医外治杂志

中医药研究

陕西中医函授

中医药学报